Q&A 眼科診療のピットフォール

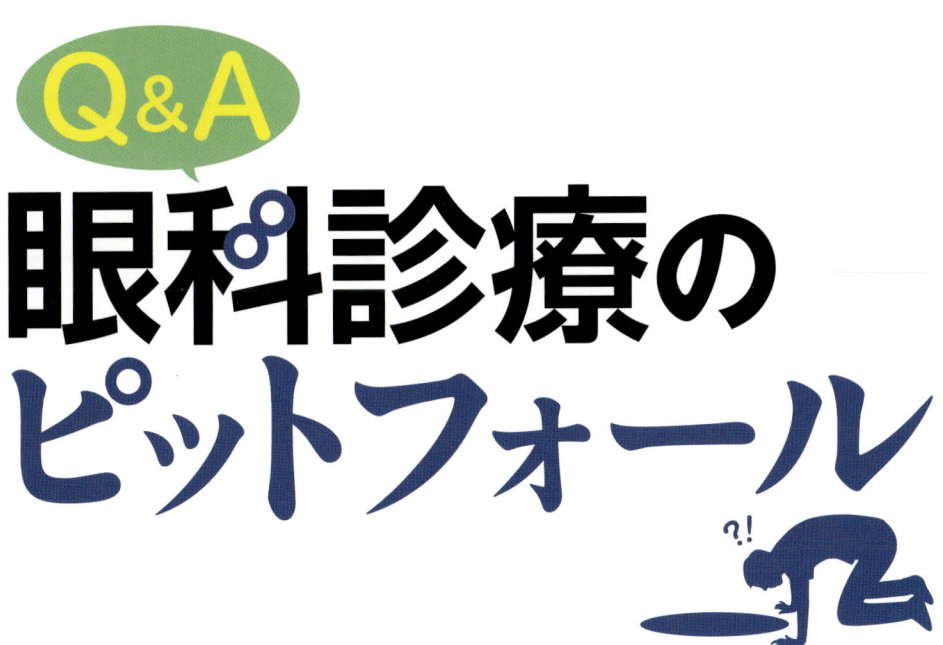

監修
下村嘉一
近畿大学眼科主任教授

編集
松本長太
近畿大学眼科教授

金芳堂

■執筆者一覧（五十音順）

阿部 考助	近畿大学医学部奈良病院眼科 准教授
石橋 康久	筑波病院眼科
植木 亮太郎	長崎大学大学院医歯薬学総合研究科眼科・視覚科学教室
大江 雅子	多根記念眼科病院 診療部長
奥山 幸子	近畿大学医学部眼科学教室 講師
蕪城 俊克	東京大学大学院医学系研究科眼科学 講師
國吉 一樹	近畿大学医学部眼科学教室 講師
慶野 博	杏林大学医学部眼科学教室 准教授
小泉 範子	同志社大学生命医科学部 教授
児玉 彩	近畿大学医学部眼科学教室 助教
杉岡 孝二	近畿大学医学部眼科学教室 講師
高本 光子	東京警察病院眼科
留守 良太	医療法人涼悠会 トメモリ眼科・形成外科 理事長
中井 慶	大阪大学医学部眼科 助教
中尾 雄三	近畿大学医学部眼科学教室 客員教授
橋本 茂樹	近畿大学医学部眼科学教室 講師
秦野 寛	ルミネはたの眼科 院長
檜垣 史郎	近畿大学医学部堺病院眼科 准教授
福島 敦樹	高知大学医学部眼科学教室 教授
福田 昌彦	近畿大学医学部眼科学教室 准教授
堀 裕一	東邦大学医療センター佐倉病院 准教授
前田 直之	大阪大学大学院医学系研究科視覚情報制御学寄附講座 教授
丸山 和一	東北大学大学院医学研究科神経感覚器病態学講座・眼科学 講師
丸山 耕一	川添丸山眼科 副院長
横井 則彦	京都府立医科大学眼科学教室 准教授
渡辺 仁	関西ろうさい病院 眼科部長

監修に当たって

　眼科は臨床医学のなかでも長い歴史を誇る診療科です．かつ古い歴史だけでなく，常に最先端の臨床医学の成果を生み出し，白内障手術をはじめ，眼感染症，網膜疾患などの眼科領域で絶えず進歩しつづけてきた今日があります．

　この度，金芳堂のピットフォールシリーズのなかの1冊として眼科の分野を企画・出版いたしました．

　コンタクトレンズやメガネの処方，眼科検査法，薬の投与，手術の術前・術後処置や後療法など，日常診療のなかで，検査・診断・治療を進めていく上で判断に迷ったりして苦慮する場合，陥りやすい落とし穴についてその対処法を知っていることで的確な診断・治療を行うことができます．

　本書では，鑑別診断の局所写真や画像写真を最初のページにQuestionとともに提示し，鑑別すべき疾患を考え巡らして頂いたところで，次頁にAnswerとして，検査・診断・治療の解説をしています．「涙液，涙器，涙道」「結膜」「角膜」「水晶体」「毛膜，硝子体」「ぶどう膜」「緑内障」「斜視，弱視」「神経眼科」の疾患から52症例を挙げています．

　体裁は本シリーズのコンセプトとして，診療上のピットフォールとその対処法についてクイズ感覚で気楽に読んでいただくという2頁か4頁の読み切りスタイルになっています．

　眼科の診療を行っているうえで，どのような検査，診断，治療をすれば良いか考え悩むときがあると思います．そういった場面を想定みてください．そのようなとき，陥りやすい落とし穴（ピットフォール）の知識をもって的確な診療を行うにはピットフォールの対処法を知っていれば鬼に金棒です．どこからでも気楽にパラパラと読み進めて「なーるほど」と診療のお役に立てるようにしたつもりです．時代のニーズに沿った眼科診療の知識と眼科領域の最新の情報を踏まえたピットフォールを漏れなくクリアできて，眼科の急速な進歩にも対応すべく，up to dateな新しい知見も満載されています．

　執筆は，眼科のなかでそれぞれの領域に造詣が深く，第一線で日常診療をこなしておられる専門家の先生方にお願いしました．

　通読するよりは必要に応じて目次や索引から項目を選んで興味ある症例からクイズ感覚で読んでいただくと，きっとお役にたつことと思います．

　本書が読者のこれからの眼科診療の一助となり愛読書となることを念じております．

2013年9月

近畿大学眼科主任教授　　下　村　嘉　一

目　次

涙液，涙器，涙道

| 症例 1 | 生後より続く眼脂・流涙 | 大江雅子 | 1 |
| 症例 2 | 持続する流涙と結膜炎の繰り返し | 大江雅子 | 5 |

結　膜

症例 3	目の異物感と痛み	渡辺　仁	9
症例 4	涙目と眼の渇き	横井則彦	13
症例 5	両眼の眼痛と開瞼維持困難	横井則彦	15
症例 6	両眼眼球結膜，上眼瞼結膜に充血を認める例	福島敦樹	17
症例 7	眼周囲の紅斑に滲出液とびらんを伴う例	福島敦樹	19
症例 8	右目に多量眼分泌と急激な充血と腫脹が生じた例	秦野　寛	21

角　膜

症例 9	コンタクト装用者の眼痛	福田昌彦	23
症例 10	ステロイド点眼，内服治療中に生じた眼痛	福田昌彦	25
症例 11	上皮下混濁，角膜神経に沿った炎症細胞の浸潤などがみられる例	石橋康久	27
症例 12	角膜瘢痕による角膜混濁と樹枝状角膜炎を認めた例	檜垣史郎	31
症例 13	異物感，視力低下	檜垣史郎	33
症例 14	左眼の視力低下と両眼に充血を繰り返す例	植木亮太郎・前田直之	35
症例 15	若年者で左眼に視力低下を自覚する例	植木亮太郎・前田直之	37
症例 16	角膜異物除去後に角膜穿孔をきたした例	堀　裕一	39
症例 17	コインリージョンを伴う角膜浮腫と虹彩炎を認める例	小泉範子	41

水晶体

症例 18	原因不明の肉芽性ぶどう膜炎で受診	留守良太	43
症例 19	中年者で両眼の視力低下	留守良太	47
症例 20	視力低下と白内障手術	留守良太	51

網膜，硝子体

症例 21	視力低下，前房内の炎症および硝子体混濁を認める例	杉岡孝二	55
症例 22	若年者で右眼の視力低下，眼底出血を認める例	児玉　彩	57
症例 23	視力低下と変視を伴う例（両眼強度近視）	杉岡孝二	59
症例 24	軽度白内障と前房内に炎症細胞とフレアを認める例（眼球への叩打癖あり）	杉岡孝二	61
症例 25	高血圧で内服治療中，視力低下	杉岡孝二	63
症例 26	急激な視力低下（微熱のあと）	児玉　彩	65
症例 27	手術後の右眼の変視	橋本茂樹	67
症例 28	突然の左眼視力低下（高血圧治療中）	橋本茂樹	69
症例 29	全身病からの視力低下	橋本茂樹	71
症例 30	日本人に少ない加齢黄斑変性のタイプ	橋本茂樹	73
症例 31	視力低下と変視	橋本茂樹	75
症例 32	加齢黄斑変性を疑われた例	橋本茂樹	77
症例 33	緑内障と間違われやすい網膜疾患	國吉一樹	79
症例 34	夜盲と視野狭窄を自覚	國吉一樹	81
症例 35	片眼性の視力低下（両眼に網膜色素上皮変性）	國吉一樹	85
症例 36	眼底が正常で片眼性の視力低下	國吉一樹	89

ぶどう膜

症例 37	両眼に飛蚊症，両眼のかすみが変動性に伴う例	中井　慶	91
症例 38	飛蚊症が出現しその後霧視も伴う例	丸山和一	95
症例 39	左眼充血，眼痛，下肢関節痛も伴う例	慶野　博	99
症例 40	ベーチェット病の難治例	高本光子・蕪城俊克	103
症例 41	小児ぶどう膜炎への対処例	丸山耕一	107

緑内障

症例 42	若年近視眼コンタクト装用者の眼底所見	奥山幸子	111
症例 43	視神経乳頭陥凹拡大を指摘された例	奥山幸子	113
症例 44	両原発開放隅角緑内障を治療中患者の眼底所見	奥山幸子	115
症例 45	視野悪化と判断された例	奥山幸子	117
症例 46	緑内障が短期間に進行した例	奥山幸子	119

斜視，弱視

症例 47	物が二重にみえ，内斜視と診断された例	阿部考助	121
症例 48	右眼の視力不良．不同視弱視と診断された例	阿部考助	123
症例 49	2歳までに受診した間欠性外斜視と考えられる例	阿部考助	125
症例 50	不同視弱視と考えられる例	阿部考助	127
症例 51	小児期から斜視がある成人の例	阿部考助	129

神経眼科

症例 52	ステロイドパルス治療無効の視神経炎	中尾雄三	131

索 引　　　　　　　　　　　　　　　　　　　　　　　　　　　　　　　　　　133

トピックスとコーヒーブレイク

TOPICS	マイボーム腺炎性角膜上皮症とは？（渡辺　仁）	11
TOPICS	コンタクトレンズのケア（福田昌彦）	24
TOPICS	角膜真菌症―都市型と農村型（福田昌彦）	26
TOPICS	Add-on 眼内レンズ（留守良太）	50
TOPICS	Coats 病とVEGF（児玉　彩）	58
TOPICS	網膜色素変性のいろいろ（國吉一樹）	84
TOPICS	コロイデレミアとそのキャリア（國吉一樹）	88
TOPICS	サルコイドーシス内眼炎の新規診断法（丸山和一）	98
TOPICS	壊死性強膜炎に対する生物製剤の炎症抑制効果（慶野　博）	101
TOPICS	TINU 症候群におけるKL-6（丸山耕一）	108
TOPICS	Blau 症候群（丸山耕一）	110
COFFEE BREAK	結核と眼炎症疾患（慶野　博）	102

QUESTION

症例 1

生後 5 か月，男児

主　訴	生後より続く左眼の眼脂・流涙．
既往歴	特記すべきことなし．
家族歴	特記すべきことなし．
現病歴	生後すぐから眼脂，流涙を認めており 3 か月検診時に小児科医師に相談．点眼を処方され継続していたが，休薬すると再発を繰り返し紹介受診された．

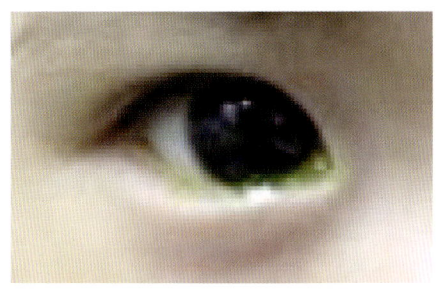

図 1　初診時所見

Question 1　考えられる疾患は？

Question 2　治療方針は？

Q1 Answer　先天鼻涙管閉塞症

　先天鼻涙管閉塞症は，顔面の発生に伴い形成される鼻涙管の尾側が下鼻道に開口されず閉塞している状態．新生児の6〜20%に認め，生後すぐからの眼脂・流涙が続いているのが特徴である．合併症として急性涙囊炎や蜂窩織炎がある．確定診断は通水試験で通過障害を認める．しかし患児の固定は容易ではなく，その結果，検査のために涙点から挿入した通水針で涙管を損傷し専門外来に紹介される症例も少なくない．他の検査として色素消失試験で確認できる．鼻涙管が開放しており，結膜炎に伴う流涙ではフルオ消失試験では陰性となる．色素消失試験ではsensitivityは90%，specificityは100%であるのでスタッフに患児を抑制してもらうことなく診察室にて検査が容易である．

　鑑別診断として結膜炎・先天内反症・先天緑内障・角膜炎・ぶどう膜炎・先天涙嚢皮膚瘻を考えておく．

Q2 Answer
①保存的療法
②プロービング：ブジー，または涙道内視鏡
③涙管チューブ挿入
④涙嚢鼻腔吻合術（DCR）

①保存的療法

　自然治癒が多い．従来わが国では早期プロービングが推奨されてきた．しかし一方では生後1年以内に自然治癒するという報告も多く，加えて経過観察が長いことで閉塞部がますます線維化を助長させるという説のエビデンスはない．生後9か月までに70%，12か月までに90〜96%が自然治癒するといわれている．しかし自然治癒までの間に漫然と抗菌薬の点眼を処方され，薬剤耐性菌の発現している患児も多い．いつまで経過観察するか議論はあるが，当施設での治療方針は，必要なら生後18か月までにプロービング施行するが，それまでは経過観察．点眼は眼脂が開瞼障害をきたす日のみ1日2回（極力控える）とし，経過中に眼瞼炎が悪化するようならプロービングとしている．他施設で何度もプロービングされ不成功だった症例については，未処置の患児より自然治癒率が低いため，その時の患児の状態に応じて治療している．涙囊マッサージは涙囊部を鼻根部骨面に押しつけるように人差し指の腹のあたりで下方に向かって圧力がかかるように指導する．圧迫が強すぎると涙囊破裂につながるため注意する．他疾患を合併している症例（早期頭蓋癒合など）や上顎骨の形成不全を合併する症例では，涙道自体の形成不全を認めることが多いことを念頭に置いて，治療法を選択する．

②プロービング：ブジー，または涙道内視鏡

　合併症はないが自然治癒が見込めない，あるいは家族希望でのプロービングの処置時は，従来通りのプロービングを施行する．以前は，「即日」プロービングが推奨されていた．

しかしそのプロービング後に，発熱だけでなく敗血症や化膿性関節炎・心内膜炎・髄膜炎などの大きな合併症を起こしている症例が最近認識されてきた．稀ではあるが，これらの合併症に関する十分な説明をプロービング施行前にしておく．当施設ではプロービングは予約とし，処置数日前から抗生剤の内服を指示．処置1週間前から抗菌薬と抗炎症剤の点眼を施行．処号泣した際，食直後であると誤嚥性肺炎の誘因となるため，当日は処置予定2時間前からは絶飲・絶食を説明する．また処置後，体調不良になるようであれば，すぐに小児科を受診するように促す．

　涙道内視鏡下にプロービングを施行する場合，全身麻酔下で行う．適応は，複数回のプロービングの既往がある，2歳以上あるいは患児が大きく成長し体動の抑制が難しい症例としている．小児の涙道は成人のそれに比べその走行は，背側寄りに深く，その開口部は鼻側に向かっていることを念頭にプロービングを行う．

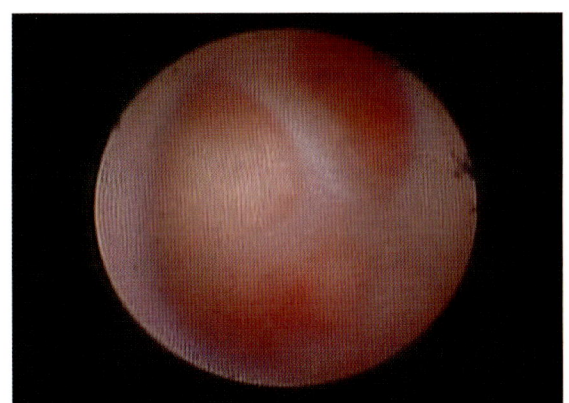

a. 1歳6か月，女児

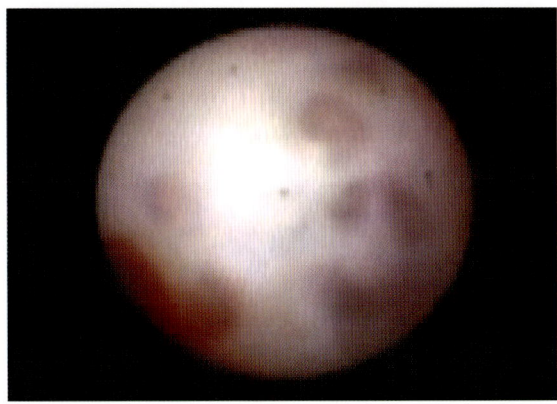

b. 2歳，男児

図2　涙道内視鏡画像
a. 同一他院にて生後6か月より十数回のプロービングを受けていた．涙嚢底部に無数の仮道（誤道）を認めている．
b. 他院でプロービングを施行されてから流涙が増えたと来院．総涙小管部に仮道（誤道）を認める．

③涙管チューブ挿入

閉塞部が鼻涙管尾側（下鼻道開口部）のみであれば，閉塞部をブジーで開放するのみで治癒する．しかし複数回のプロービングで成功しなかった症例では，下鼻道開口部の閉塞だけではなく総涙小管部や涙嚢底部（涙嚢から鼻涙管移行部）に医原性閉塞を認めていることが多く，チューブ留置が必要となる．

④涙嚢鼻腔吻合術（DCR）

先天鼻涙管閉塞の治療法としてDCRを施行する症例は稀．上顎骨の発育不良に伴う鼻涙管形成不全および他の合併症をもつ患児に対して行う．早期に施行すると，顔面骨を形成する骨の一部に発育不良を起こす可能性があり，手術を施行する時期については小児科や耳鼻科など他科でも議論がなされている．

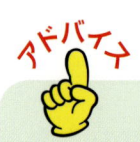

> プロービングは初回が勝負．回数を重ねるごとに成功率は下がる．しかし盲目的手技である以上は危険な手技と肝に銘じ，無理はしない．手技が複数回に及ぶようなら，熟練者に任せる．

症例 2

70歳，女性

主　訴	内眼角部下方の圧迫にて白濁した分泌物，流涙，眼脂.
既往歴	特記すべきことなし.
家族歴	特記すべきことなし.
現病歴	数年前から季節を問わず持続する流涙を自覚．また結膜炎を繰り返していた．最近，内眼角部下方の圧迫にて，白濁した分泌物を認め近医を受診．抗菌薬の点眼を処方されたが軽快せず紹介受診となった．

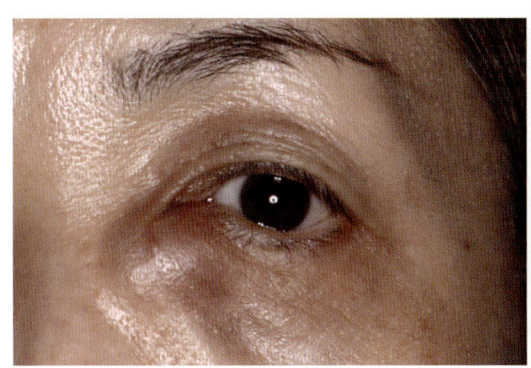

図 1

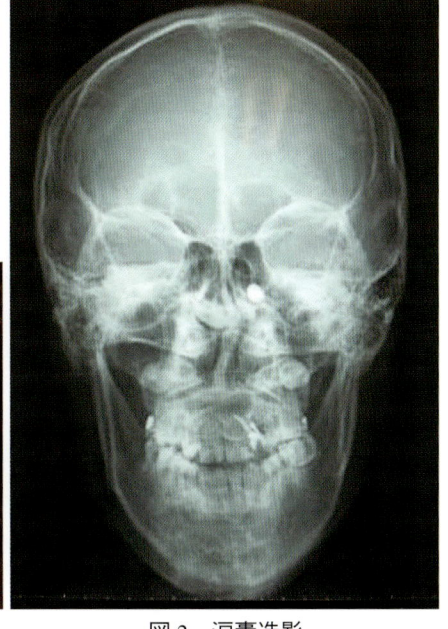

図 2　涙嚢造影

Question 1 最も考えられる疾患は？

Question 2 鑑別診断に必要な検査は？

Question 3 治療方針は？

Q1 Answer　慢性涙嚢炎

「女性」「数年前」「季節問わず」「難治性結膜炎」の4つで上記疾患を疑う．また慢性涙嚢炎では発赤・疼痛は認めず，緩徐に涙嚢周囲がやや腫れ，圧迫すると涙点から膿の逆流を認める．病態は鼻涙管閉塞を起因とした炎症と考える．

Q2 Answer　①涙液メニスカスの観察，②涙管通水検査，③涙道内視鏡，④CT・MRI，⑤涙道造影，⑥涙道シンチグラフィー

①涙液メニスカスの観察
　メニスカスが高いほど涙道上流の閉塞．本症例の閉塞部は鼻涙管閉塞のため，メニスカスの高さに著明な変化は認めない．涙嚢炎ではメニスカス中に白濁した分泌物が多く認められる．

②通水検査
　通過障害を認める．一方の涙点から通水して他方の涙点から逆流がある．またその逆流液に膿・粘液の排出を認める．血液が混じれば結石か悪性腫瘍を疑う．

③涙道内視鏡検査
　内視鏡下で直接閉塞部を確認する．

④CT・MRI
　副鼻腔炎・副鼻腔炎症・眼科腫瘍の有無を確認．

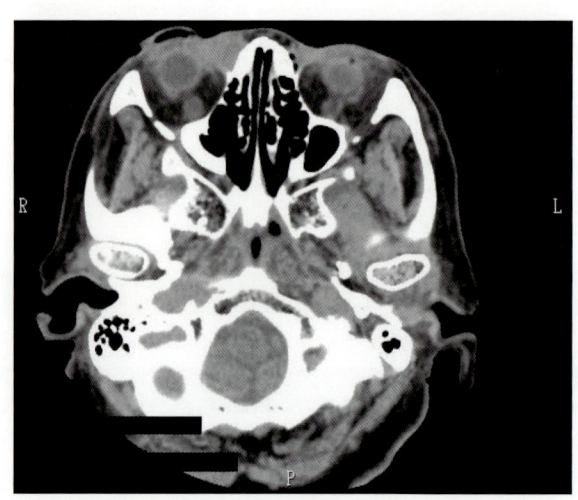

図3　通常の慢性涙嚢炎（CT画像）

⑤涙道造影

　造影剤を注入し，造影剤が途切れ貯留した部分に閉塞を確認できる．

⑥涙道シンチグラフィー

　悪性腫瘍の有無．

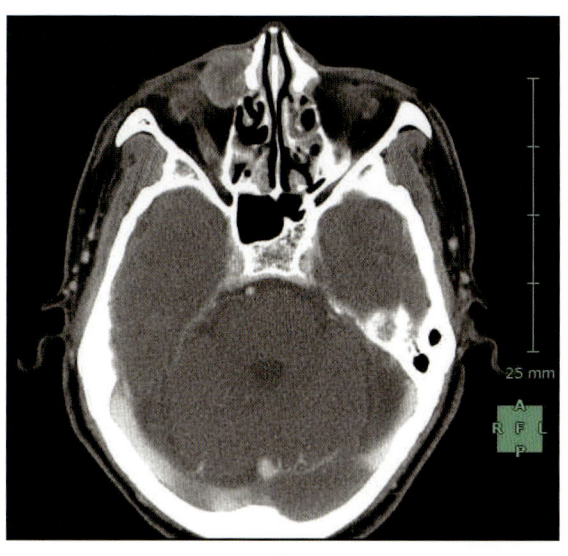

a

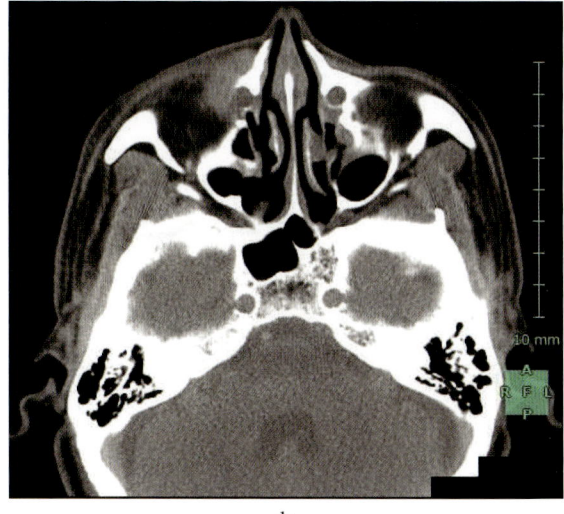

b

　　　図4　涙嚢原発の悪性腫瘍（造影 CT．63歳，男性）
　　　　a. 涙嚢部に充実性の腫瘍を認める．
　　　　b. 上顎骨の前壁，鼻涙管の骨構造の破壊・浸潤性の変化を認める．

Q3 Answer　①涙管チューブ挿入術，②涙囊鼻腔吻合術，③涙囊摘出

抗菌薬の投与は必要ないだけでなく，長期使用にて薬剤耐性菌の発現を生じる．

①涙管チューブ挿入術

閉塞部を穿破し，再閉塞予防のために涙管チューブを挿入する手術．閉塞部を開放する手技として従来，盲目的プロービングを施行し，続いて涙管チューブを挿入する術式が多く施行されてきた．しかし，盲目的プロービングはブジーをもつ指先の感触に頼る術式だったために，その成功率は低く，また患者に痛みを伴う術式であった．その後2000年に涙道内視鏡が発売され，涙道内を観察することが可能になった．内視鏡下で閉塞部を確実に穿破し，涙管チューブを挿入することでその手術成績は格段に上昇した．また直接閉塞部を確認できることにより，無関係な粘膜への損傷が少なくなったことで，それに伴う痛みは減少した．罹患期間が短ければ涙管チューブ挿入術で治癒する場合もある．特に小児や若年者では術後成績はよい．

②涙囊鼻腔吻合術（DCR）

閉塞部直前の涙囊と鼻腔に交通を作り，膿や涙を鼻腔に排出するバイパスを作成する手術．顔面皮膚に切開を伴う鼻外法と，鼻内視鏡を使用することで鼻腔からアプローチする鼻内法がある．どちらの術後成績も90％以上とよい．また鼻外法・鼻内法ともに手術適応症例に大きな違いはないが，小さい涙囊の症例は鼻外法の施行では，術後の改善が十分ではないことが多い．手術行程で涙囊に接する鼻の骨の一部を削り，骨窓を作成するが，皮膚に近い浅い部分ではなく，深部であるため，鼻筋・顔立ちに変化をきたすことはない．鼻内法は鼻硬性内視鏡を使用し，鼻腔内から涙囊へアプローチするため鼻疾患に関する知識・鼻の解剖の深い知識を必要とする．術前に急性期の副鼻腔炎・広範囲に広がる鼻茸などを認める場合は耳鼻科疾患の治療を優先する場合もある．

③涙囊摘出術

最近では推奨されない．涙道の機能や構造は複雑で，摘出後の流涙に対する涙道再建術は容易ではないためである．できるかぎり涙囊鼻腔吻合術で再建した後，残存する症状に応じて次の治療選択肢を提示する．

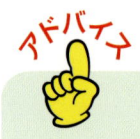

涙囊鼻腔吻合術鼻内法は，鼻外法と違い切開跡が残らないので，希望する患者は多い．しかし鼻腔よりアプローチするため，鼻外法より多くの耳鼻科の知識，特に深い解剖知識が必要となる．副鼻腔炎・悪性腫瘍に対しては必須である．

症例 3

ケース1

48歳，女性

主　訴　3〜4か月前から瞬きが多く，目の異物感を感じるようになったという．

既往歴　特になし．

家族歴　特になし．

眼科的所見　左眼でマイボーム腺開口部がmeibumで閉鎖され下眼瞼縁が不整となっている．同様の所見は右眼でもみられた．

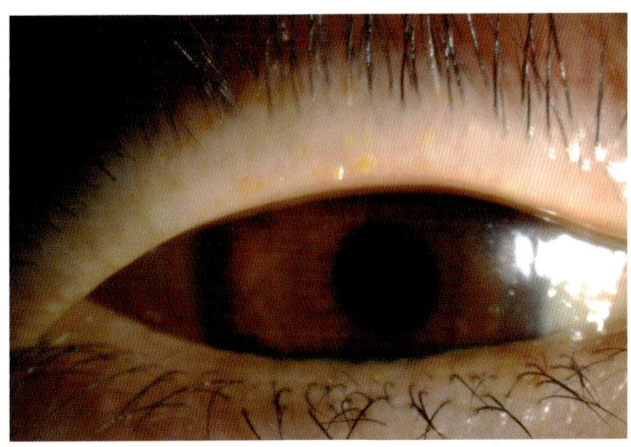

図1　ケース1の前眼部
眼瞼炎に注目する！

Question 1　診断名は？

Question 2　治療はどうすればよいか？

Q1 Answer　マイボーム腺機能不全（マイボーム腺閉塞）

　マイボーム腺開口部に capping, pouting が生じ，マイボーム腺開口部が閉鎖している．そのため，マイボーム腺からの meibum に異常が生じることから蒸発亢進型のドライアイが生じ（図2）フルオレセイン染色で角膜下方の SPK がみられる．閉塞した meibum は融点が上昇しているのでホットパックして眼瞼をマッサージすると治療効果が出やすい．また，こうしたマイボーム腺閉塞が進行すると ridge 形成を呈するようになる（図3）．さらに進行すると涙液に泡沫（foaming）が生じることがあり（図4），涙液の質的異常を表している．

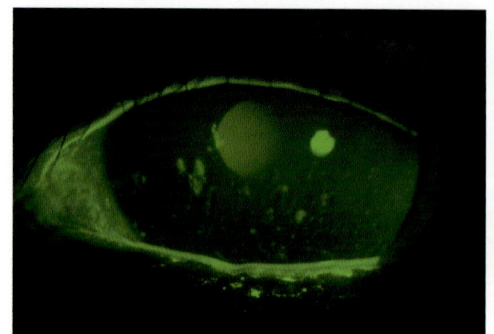

図2　蒸発亢進型のドライアイ
下方に SPK がみられる．

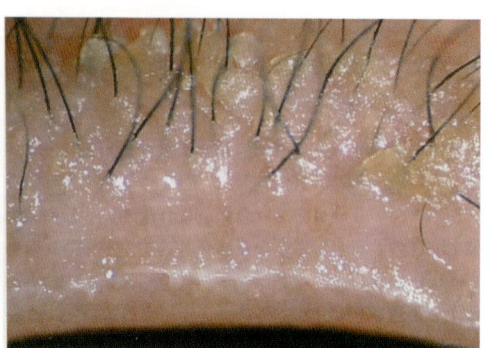

図3　マイボーム腺閉塞
閉塞部では ridge を呈している．

Q2 Answer

　マイボーム腺閉塞では meibum の排出がスムーズに行われなければならない．

　その際，マイボグラフィーが利用できれば，そのダクト，マイボーム腺自身の状態を把握でき治療方針が立てやすい．開口部付近だけの閉塞であれば，温罨法や眼瞼マッサージは非常に有効である．また，マイボーム腺圧迫鉗子で閉鎖が解放されることもある．

　また，眼瞼縁を眼瞼清拭することは軽度のものであれば有効であり，開通後の再発予防も可能となる場合がある．また，meibum の質的異常を改善する目的でマクロライド系抗菌薬の軟膏も行うとよい．マイボーム腺が萎縮するとそのダクトが引っ張られ開口部，眼瞼縁がくぼんだような状態に陥る（図5）．

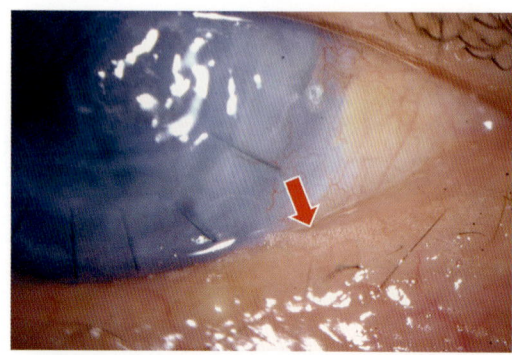

図4　マイボーム腺閉塞による泡沫形成
　　　（Foaming）

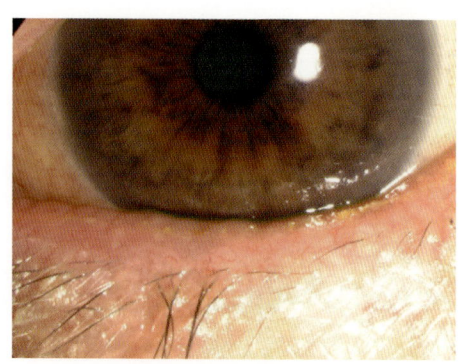

図5　眼瞼縁の変形
マイボーム腺の萎縮でダクトが引っ張られ，開口部，眼瞼縁にくぼみが生じる．

トピックス　マイボーム腺炎性角膜上皮症とは？

　こうしたマイボーム腺の閉鎖とともにマイボーム腺内の細菌感染によるマイボーム腺炎が生じる場合があり，その起因菌として嫌気性菌である *P.acnes* が注目されている．最近，これに付随して角膜病変が生じるものをマイボーム腺炎性角膜上皮症とする考え方が提唱され，感染アレルギーを主体とする角膜フリクテンと角膜上皮障害を主体とする非フリクテン角膜上皮症の2つがある．この場合でもマイボーム腺開口部の閉塞，眼瞼炎，眼瞼結膜の炎症がみられる．これについてケース2でみてみよう．

症例 3

ケース2

22歳，女性

主　訴	以前より目が充血していたが，最近目の痛みも加わり，目を開けておられず，また流涙もあるとの主訴で，目の異物感を感じるようになったという．
既往歴	特になし．
家族歴	特になし．
眼科的所見	角膜浸潤が3か所，角膜輪部より少し距離を置いた周辺部で強い浸潤があり，その部位ではやや隆起，結節状で角膜上皮欠損がみられる．また，その部位に向かって表層性の血管侵入がみられる．マイボーム腺に明らかな炎症所見があり，眼瞼炎を呈している．

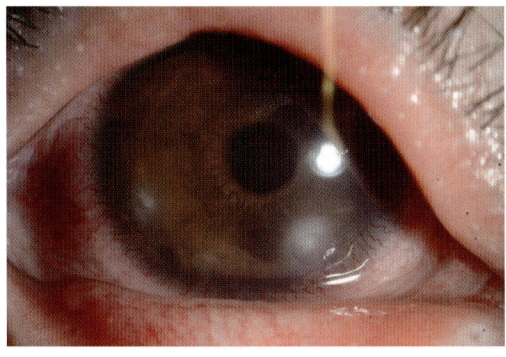

図1

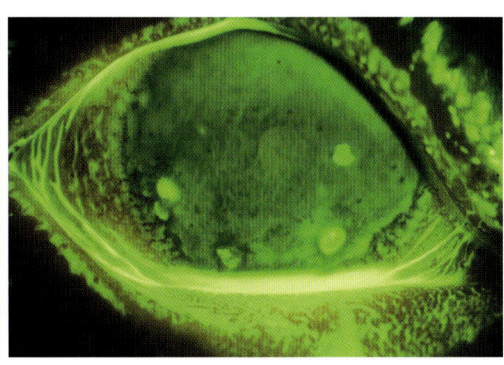

図2

Question 1　診断名は？

Question 2　治療法は？

Q1 Answer　角膜フリクテン（マイボーム腺炎性角膜上皮症）

　角膜フリクテンは主に若年女性で起こりやすく角膜周辺部に結節性浸潤病変が生じ，そこに向かう表層性の血管侵入がみられる（図1, 2）．本症例では眼瞼全体の強いマイボーム腺炎がみられている．マイボーム腺炎は1960年以前では結核菌が，それ以降は黄色ブドウ球菌が主な原因菌としてあげられてきたが，最近は *P. acnes* の関与が指摘されている．充血，眼痛，羞明，流涙，異物感といった自覚症状があり，病変の先端の角膜浸潤，および混濁が生じ，時にその部位で菲薄化し穿孔する．病態は女性周期，月経前から月経時にかけて増悪するケースもみられる．また，再発を繰り返す例も多い．マイボーム腺炎角膜上皮症としては角膜フリクテンのほか，非フリクテン性角膜上皮症として発症する場合もある（図3）．

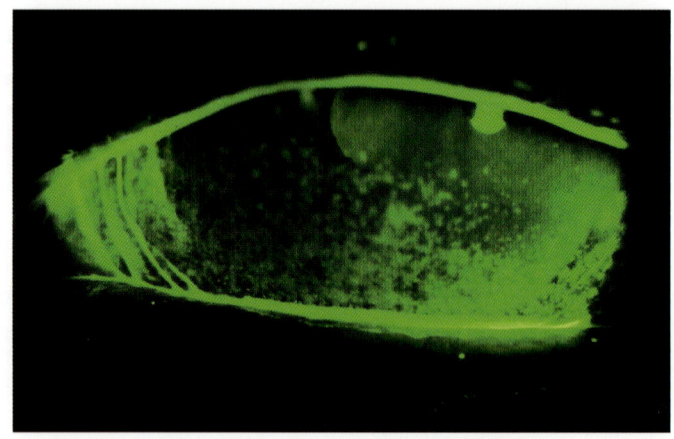

図3　非フリクテン性角膜上皮症
角膜フリクテンと異なり角膜上皮症を主体とするマイボーム腺炎性角膜上皮症のタイプ．

Q2 Answer　角膜フリクテンの治療法

　治療としてはマイボーム腺内で増殖している細菌に対する治療が中心であり，セフメトキシム（ベストロン）を中心にオフロキサシン（クラビット）を合わせての点眼でよいが，再発する例では塩酸セフカペンピボキシル（フロモックス®）などの内服が有効である．フルマリン®，ダラシン®の点滴治療は重症例では必要である．ステロイドは炎症の強い場合，効果的である．ただその場合，一旦は軽快，消炎されるが，その後再発しやすいので注意を要する．

症例 4

79歳, 男性

主 訴	涙目で見にくい. ゴロゴロする.
既往歴	高血圧, 甲状腺機能低下.
家族歴	特記すべきことなし.
現病歴	約1か月前から, 涙目が気になるようになり, 非常に見にくく感じる. 眼が乾いてゴロゴロする日もあるという. 近医を受診し, 治療目的のため当科紹介となる.

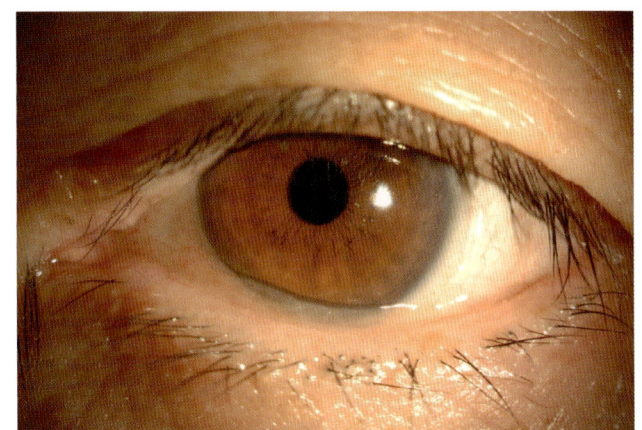

図1 左眼前眼部所見（ディフューザー観察）

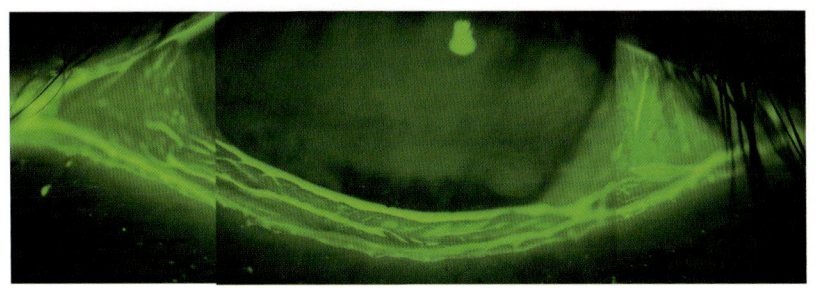

図2 左眼フルオレセイン染色所見
ブルーフリーフィルターによる観察像のパノラマ写真.

Question 1 診断は？

Question 2 治療は？

Q1 Answer　結膜弛緩症

　結膜弛緩症とは，高齢者の両眼性に，高頻度にみられうる，眼球と眼瞼の間の余剰で弛緩した非浮腫性の結膜と定義され，60歳以上のほぼ100％に多少なりとも存在するとの報告がある．本疾患は，下方の涙液メニスカスを占拠する形で進行する（図1，2）．結膜下の線維組織の退行性変化に，眼球運動やベル現象による機械的作用が加わることによる強膜からの結膜の剥離がその病態の本態と考えられる．本疾患では，涙液層の安定性の低下，および瞬目時の摩擦亢進を介してドライアイに関係するとともに，反射性に分泌された涙液がメニスカスで遮断されることにより分泌性流涙の原因にもなりうる．一方，瞬目時の摩擦亢進により，再発性結膜下出血の原因になることもある．本症例でも，弛緩結膜の上方で涙液層の破壊がみられ，これが乾燥症状の原因になるとともに，その刺激で反射性に分泌された涙液がメニスカスで遮断されて，流涙症状が生じていると考えられる．

Q2 Answer

　結膜弛緩症の本態は，結膜の支持組織である結膜下の線維組織の破壊による結膜の強膜からの剥離と考えることができる．したがって，治療の主眼は，結膜を強膜に癒着させるとともに，その余剰部分のみを切除して，結膜表面を可及的に平坦にし，外眼角から涙点までの涙液メニスカスを完全再建することに尽きる．しかも，それが再発のない方法であることが望まれる．今のところ，結膜弛緩症は，その表現の多様さ故に個々の症例に対してテーラーメード式に対応するしかなく，結膜下組織の切除を併用した分割切除法が症例のバリエーションによらず同じ方法で対応できるため，最も効果のある術式と思われる（図3）．

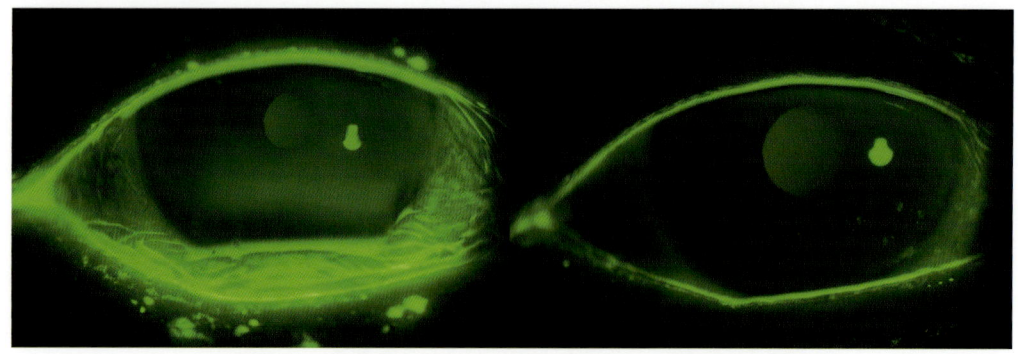

術前　　　　　　　　　　　　　　術3か月後
図3　フルオレセイン染色所見（70歳，女性）
ブルーフリーフィルターによる観察．3年来，涙目を訴えていたが
3分割切除法により症状の完全解消を得た．

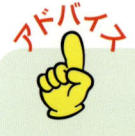

> 結膜弛緩症の治療は，まず，ドライアイに準じた点眼治療を行ってみる．しかし，1〜2か月治療を試みて，改善が得られない場合は，症状が結膜弛緩症で説明できることをよく確認した上で，外科治療を検討する．

症例 5

29歳，女性

主　訴	両眼の眼痛および開瞼維持困難.
既往歴	特記すべきことなし.
家族歴	特記すべきことなし.
現病歴	1か月ほど前より，夜になると両眼の眼痛があり，眼を開けているのがつらいという．近医を受診し，診断確定のため当科紹介となる.

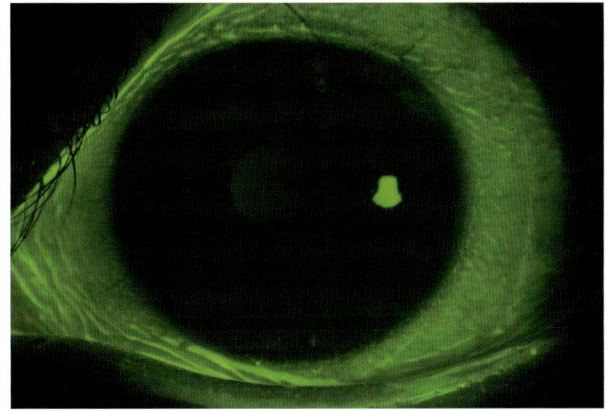

図1　左眼フルオレセイン染色所見（ブルーフリーフィルターによる観察）

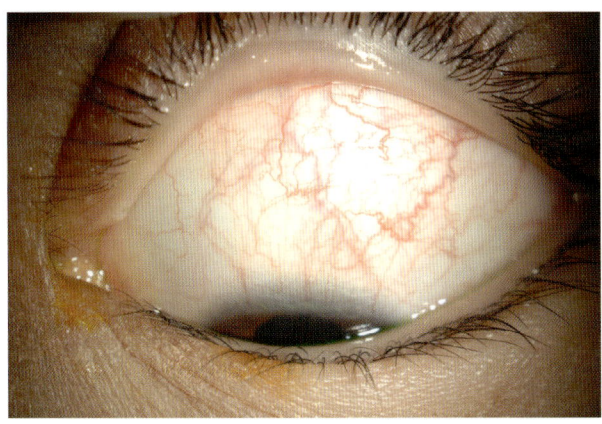

図2　左眼上方球結膜所見（ディフューザー観察）

Question 1　診断は？

Question 2　治療は？

Q1 Answer　上輪部角結膜炎（superior limbic keratoconjunctivitis：SLK）

　角膜上方の上皮障害（図1），輪部から上方球結膜にかけての血管の拡張・蛇行所見（図2, 3），異常血管領域のリサミングリーン染色陽性所見（図3）から，上輪部角結膜炎と診断される．本疾患では，一般に，眼瞼結膜に充血，浮腫，乳頭増殖所見を伴う（図4）．本疾患は，左右差はあっても70%が両眼性であり，25%にドライアイを，20～50%に甲状腺疾患を合併するとされる．本疾患は，一般には中年女性に好発（症例の70%）するが，あらゆる年代の男女に発症しうる．眼表面には，角膜上方に，しばしば糸状角膜炎を伴う上皮障害がみられ，涙液減少を合併すると，角膜下方および瞼裂部の球結膜にも上皮障害がみられうる．

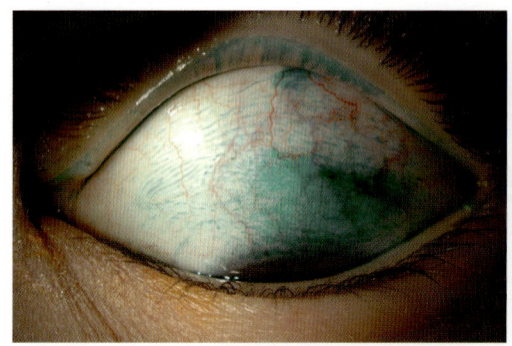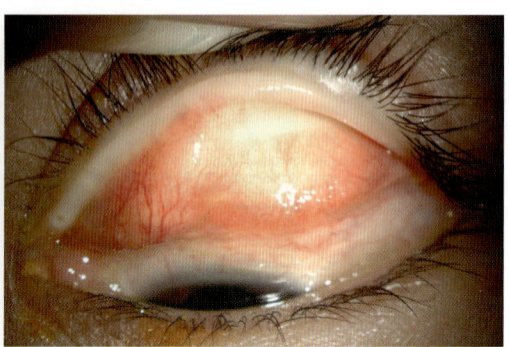

図3　左眼リサミングリーン染色所見　　図4　左眼上方眼瞼結膜所見（ディフューザー観察）

Q2 Answer

　本症例では，甲状腺検査で異常が検出されたため，内分泌内科の受診を勧めた．また，角膜下方に上皮障害を認め，ドライアイの合併が考えられたため，人工涙液点眼と低力価ステロイド点眼を指示した．本疾患の治療として，これまで，様々な局所治療（熱焼灼，涙点プラグ，血清点眼，Nアセチルシステイン点眼，ビタミンA点眼，アイパッチ，フマル酸ケトチフェン点眼，ソフトコンタクトレンズ装用など）が報告されている．本疾患の病態の本質に最も近いと考えられる発症メカニズムは，上方の眼瞼結膜と眼球の角結膜との瞬目時の摩擦の亢進であり，そのために，瞬目がリスクとなり，本症例でもみられたように，夜になると開瞼維持が困難となる．本疾患に対しては，保存的治療で効果がなければ，外科的に病変部の結膜弛緩をなくし，結膜を強膜に癒着させることができれば，瞬目時の摩擦の亢進が解消されることで，遠隔的にも良好な治療効果を得ることができる．

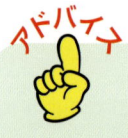

　本疾患は，1961年Theodoreによって初めて報告され，彼により1963年に命名された．慢性の眼表面疾患であるが，ドライアイの合併例では特に，瞼裂部だけに着目されると容易に見逃されやすいため注意が必要である．

症例 6

34 歳, 男性

主 訴	両眼の充血, 流涙.
既往歴	アレルギー性鼻炎.
現病歴	数年前よりスギ, ブタクサによる花粉性結膜炎を認めていた. 1 年前よりアレルギー性結膜炎の症状が顕著になった. 近医眼科で抗アレルギー点眼薬を処方されたが自他覚所見とも改善せず, フルオロメトロン点眼薬, ベタメタゾン点眼薬を追加された. 症状は改善したが眼圧上昇のため中止となり, オロパタジン点眼薬とプレドニゾロン眼軟膏の処方で 3 月初旬に紹介受診となった. 両眼眼球結膜, 上眼瞼結膜 (図1) に充血を認める.

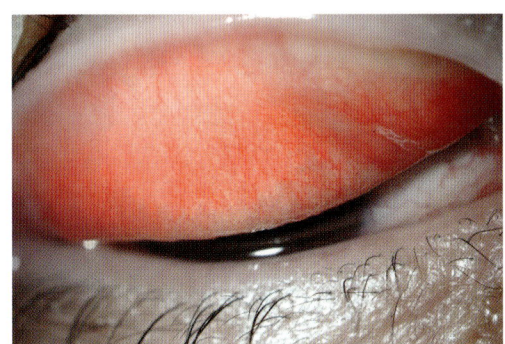 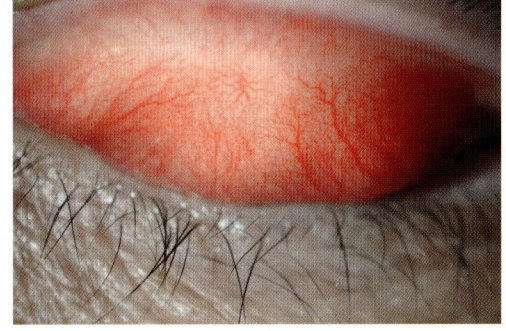

右眼   左眼

図1 初診時 (3 月) の前眼部所見

Question 1 治療方針は？

Question 2 症状の改善に伴い点眼が不規則になった. 9 月より充血が悪化し, かゆみも出現した (図3). 治療方針は？

Q1 Answer　スギ，ブタクサなどいくつかの抗原が原因である通年性アレルギー性結膜炎で，ステロイドレスポンダーの症例

　本症例では，シクロスポリン点眼液（パピロックミニ®，1日3回）を処方した．投与開始後2週間で充血の改善を認めた（図2）．シクロスポリン点眼開始2か月後には充血はほぼ消失し，6月より点眼回数を漸減した．

Q2 Answer

　まずシクロスポリンの点眼回数を2回厳守するように指示した．また，スギ花粉症発症による症状悪化を考え，11月末よりフェキソフェナジン塩酸塩内服を処方した．スギ花粉シーズンも症状の悪化は認めなかった．シクロスポリン点眼液は1日2回を続けた．

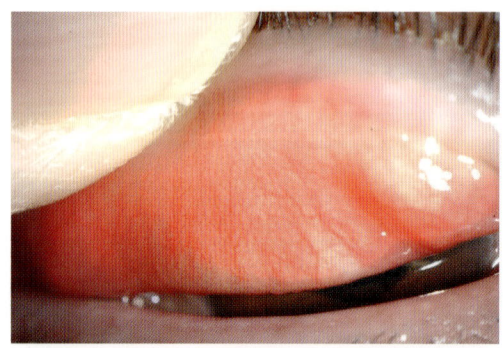 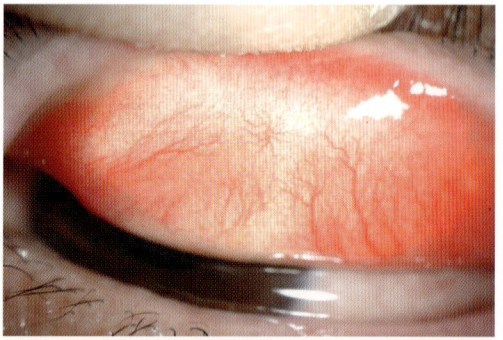

右眼　　　　　　　　　　　　　　左眼

図2　シクロスポリン点眼開始2週間後の前眼部所見

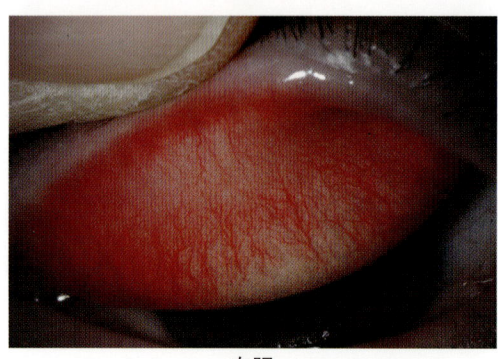 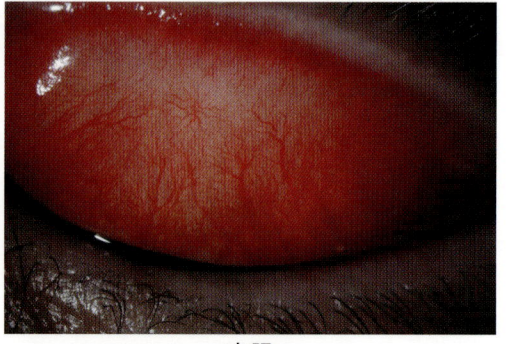

右眼　　　　　　　　　　　　　　左眼

図3　悪化時（9月）の上眼瞼結膜所見

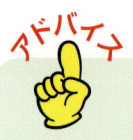

> 免疫抑制点眼薬は春季カタルのみ適応疾患であるが，ステロイドの投与を中止せざるを得ない通年性アレルギー性結膜炎の症例には，免疫抑制点眼薬を試みるのも一つの方法と考える．花粉アレルギーを合併していることが多いので，かゆみの強い場合は初期療法という意味合いでも抗アレルギー内服薬を追加処方することもある．

症例 7

16歳，男性

主　訴	両眼瞼周囲から頬部にかけての滲出液とびらん．
既往歴	幼少時よりアトピー性皮膚炎，喘息，小学校5年生より春季カタル．
家族歴	祖父が喘息，父が鼻炎，妹がアトピー性皮膚炎．
現病歴	眼周囲の紅斑は，春先など年に数回増悪する時期があり，強い掻痒感のために搔破し増悪するエピソードを繰り返していた．数か月前より眼周囲の紅斑に滲出液を伴うようになり，近医皮膚科でステロイド薬軟膏を処方され治療を受けていたが改善が得られず．1か月前より抗生物質の内服も開始され，1週間前よりペニシリン系抗生物質内服を処方されるも改善なく，当院皮膚科・眼科へ紹介受診となった．
検査所見	CRPは0.0，白血球は10,200で好中球57.2％，リンパ球23.7％，好酸球13.3％，両側頚部に1cmのリンパ節を触知．

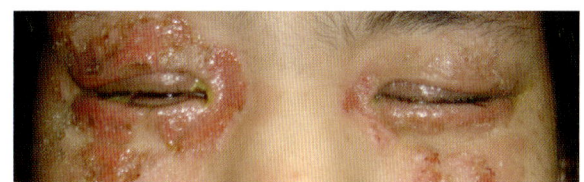

図1　入院時の前眼部

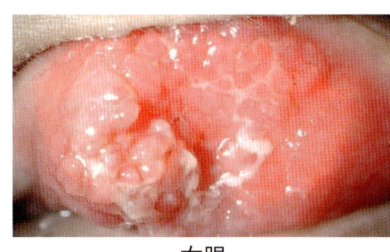 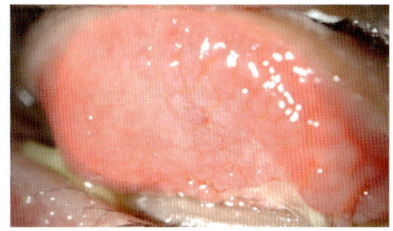

　　　右眼　　　　　　　　　　　　　左眼
図2　入院時の上眼瞼結膜所見

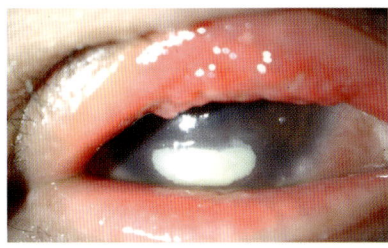 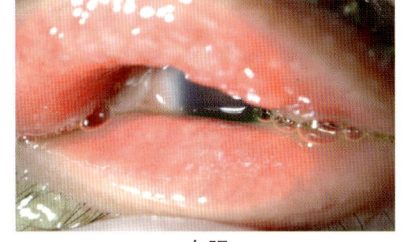

　　　右眼　　　　　　　　　　　　　左眼
図3　入院時の角結膜所見

Question 1　診断と行うべき検査は？

Question 2　治療方針は？

Q1 Answer
診断：春季カタル（アトピーあり）
検査：細菌培養同定検査，アレルゲン検索

　アレルギー性結膜疾患診療ガイドラインに基づき，診断は「春季カタル（アトピーあり）」となる．アトピー性皮膚炎を伴う場合は感染を常に念頭におく必要がある．滲出液を伴う紅斑からも感染の可能性が考えられるため皮膚培養を行ったところ，メチシリン耐性ブドウ球菌（βラクタマーゼ産生株），緑色レンサ球菌が同定された．アレルゲン検索は抗原回避の点からも重要になる．本症例ではMAST33が施行され，ダニ，ハウスダスト，スギはクラス6，ネコ上皮はクラス3，イヌ上皮はクラス2であった．

Q2 Answer

　白血球増多，リンパ節を触知することから全身的な炎症が強く，抗生物質の変更あるいは強化投与が必要である．菌同定後，全身投与する抗生物質としてミノサイクリンを1日2回点滴，レボフロキサシン内服に変更した．角膜潰瘍を認めるため，眼局所の感染に注意する必要がある．入院治療となり毎日の診察が可能であったため，タクロリムス点眼，レボフロキサシン点眼，ベタメタゾン点眼を処方した．投与開始後，2週間，4週間（図4）と経時的に改善した．アトピー性皮膚炎を伴う春季カタル患者でシールド潰瘍にMRSAや真菌感染を伴う場合があり，免疫抑制点眼薬，ステロイド点眼薬を投与する場合は，毎日診察する必要がある．

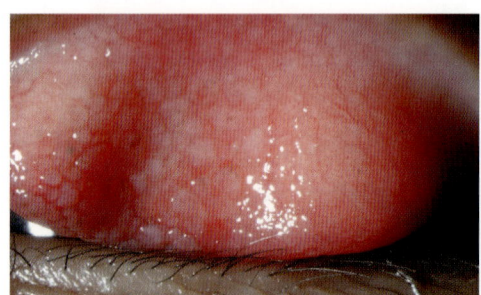
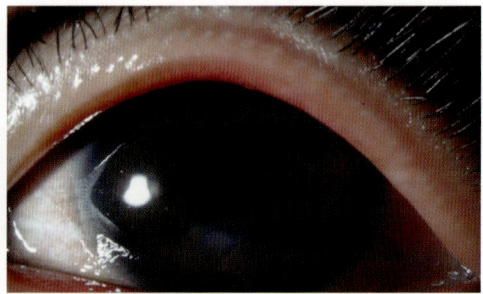

図4　入院治療開始後4週間目の右眼

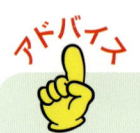

　感染が中心か，アレルギーが中心か不安になる場合がある．その場合には結膜擦過細胞診がとても役に立つ．また眼脂の顕微鏡検査も重要となる．検査施設がない場合もスライドグラス，顕微鏡，簡易染色キットがあれば10分程度で行うことができる．好酸球を見つければ，そこにアレルギーが存在していることが明らかとなる．

症例 8

26歳, 男性

主　訴	右眼の多量眼分泌と充血.
既往歴	特になし.
家族歴	特になし.
現病歴	ある日, 右眼の比較的急激な充血と腫脹が生じ, 合わせて大量のクリーム状眼分泌物 (眼脂) があふれ出てきた. 近医でキノロン薬の点眼を投与されたが, 改善しないため当科を紹介受診した. 発症 5 日前に風俗での性的交渉があったという.

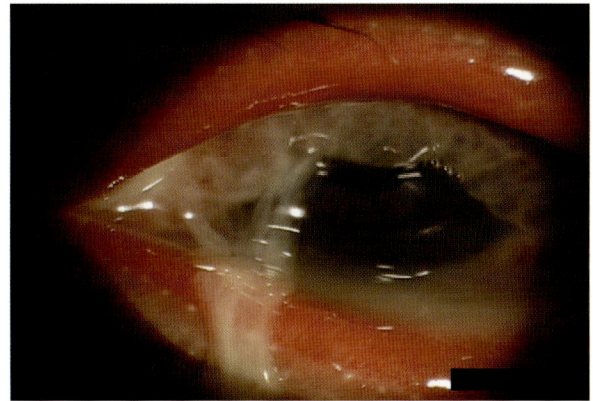

図1　外眼部写真 (右眼)

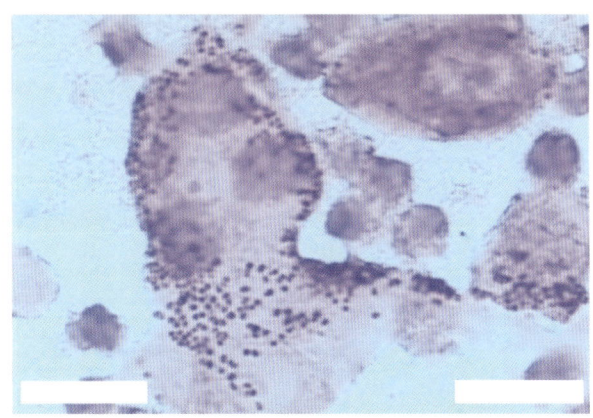

図2　結膜擦過塗抹標本　グラム染色

Question 1　最も考えられる疾患は？

Question 2　治療方針は？

Q1 Answer 淋菌性結膜炎

　成人型は性行為感染症の一つで，通常は片眼性である．超急性化膿性結膜炎（hyperacute purulent conjunctivitis）の代表である．その眼分泌（眼脂）は膿性クリーム状と形容されるように，まさに瞼裂から漏出する（図1）．高齢者ほど重篤で，穿孔を起こすような角膜潰瘍を合併することがある．他の細菌に比べ潜伏期は短めである．小児期では新生児淋菌性結膜炎が産道感染（垂直感染）により，生後1〜3日で発症することがある．多くは両眼性である．

　診断は特長的な膿漏眼の所見と，眼脂の塗抹標本のグラム染色で，多核白血球内や結膜上皮細胞表面に付着する多数のグラム陰性双球菌をみること（上皮寄生；epithelial parasitism）（図2）でなされる．

Q2 Answer

　淋菌感染は従来ペニシリン系抗生物質が第一選択薬であったが，近年ペニシリンG耐性淋菌が増加している点が要注意である．セフェム系，マクロライド系も有効であるが，キノロン系抗菌薬はその80％が耐性で使用できない．現状はセフェム系の抗生物質であるセフトリアキソン（CTRX）が最もMICが低く強力であり，本剤を0.5％に希釈調整したものを毎時1回の頻回点眼をする．投与ルートとしては，頻回点眼および全身投与を組み合わせる．商品点眼薬の中ではベストロン点眼液®（CMX）が第一選択となる．

　なお，抗菌薬で難治の症例では，原則的に耐性のないPAヨードなどの消毒薬による洗眼や，点眼治療も検討すべき有用な補助療法と考えられる．

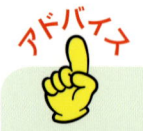

　本症は失明し得る唯一の結膜炎である．稀ではあっても，膿漏眼では常に本症を念頭において，汎用点眼のキノロン薬一辺倒は慎むべきである．キノロン薬はほとんど耐性で無効である．
　最も一般的，日常的な疾患である結膜炎でも，全容は決して単純ではない．キノロン薬，アミノ配糖体系，セフェム系，マクロライド系抗菌薬などを，予測起炎菌に従って理論的に選択する習慣をつけるべきである．

> **症例 9**
>
> 19歳，男性
> 主　訴　ソフトコンタクトレンズをつけたまま就寝，翌日眼痛が出現，2日後に当科を紹介受診された．
> 既往歴　特記すべきことなし．
> 家族歴　特記すべきことなし．

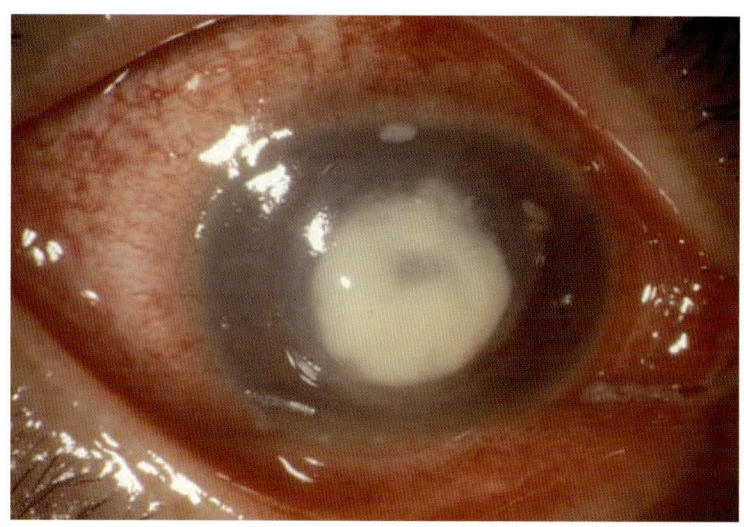

図1　角膜潰瘍

Question 1　原因菌は何が考えられるか？

Question 2　治療方針は？

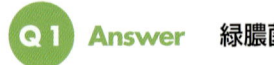 **緑膿菌**

　コンタクト装用者での細菌性角膜潰瘍は緑膿菌やセラチアなどのグラム陰性桿菌が多い．緑膿菌性角膜潰瘍の特徴はスリガラス状の強い角膜混濁と輪状膿瘍である．角膜の融解傾向は強く，重症になると多量の眼脂が潰瘍部位に付着していることが多い．本症例はそれらの所見に合致しているため，潰瘍の所見からは緑膿菌性角膜潰瘍が一番疑われる．若年，男性でソフトコンタクトをつけたまま就寝している本症例はコンタクトレンズの取り扱いが杜撰であることが想像される．緑膿菌は環境菌で洗面所などには多量に存在するためにソフトコンタクトレンズの取り扱いが悪いとケース内で繁殖している．このような菌が付着したコンタクトレンズを長時間装用（つけたまま就寝）などをすると角膜上皮障害を起こし，そこから緑膿菌が角膜内に侵入して重篤な潰瘍を起こす．

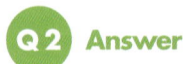

　緑膿菌に有効とされるフルオロキノロン系やアミノ配糖体系抗菌薬の頻回点眼（1～2時間ごと）を行う．夜間はフルオロキノロン系の眼軟膏を行う．ただし，アミノ配糖体系抗菌薬は細胞毒性が知られているので漫然とした投与は避ける必要がある．フルオロキノロン系とセフェム系（セフメノキシム）の併用療法も行える．前房内炎症による虹彩後癒着を避けるため散瞳薬の点眼，続発緑内障に対するアセタゾラミドの内服も考慮する．今回のような重症例にはアミノ配糖体系抗菌薬の結膜下注射やセフェム系抗菌薬の点滴も併用する．

■ トピックス　コンタクトレンズのケア

　日本コンタクトレンズ学会と日本眼感染症学会が行ったコンタクトレンズ関連角膜感染症全国調査では2大起因菌は緑膿菌とアカントアメーバであった．いずれも角膜病巣部とコンタクトレンズケースの両方から検出されることが多く，ケース内の菌汚染が感染のきっかけになっていることが明らかとなった．コンタクトレンズのケアも非常にいい加減であることが確認されており，患者への啓発活動が重要であることが再認識されている．

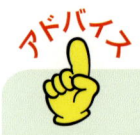 抗菌薬治療を開始すると翌日は炎症が悪化して効果が出ていないと錯覚することがある．2日後にはしっかり改善していることが多いので判断は慎重に行う必要がある．効果判定は角膜所見，前房炎症，前房蓄膿，毛様充血をよく観察して行う．

症例 10

64歳, 女性

主　訴　眼痛(左).
既往歴　特記すべきことなし.
家族歴　特記すべきことなし.
現病歴　眼サルコイドーシスでステロイド点眼, 内服治療中に左眼痛を発症し近医を受診, ステロイド点眼を中止し, 抗菌薬点眼のみで治療したが改善傾向がないため, 当科を紹介受診した.

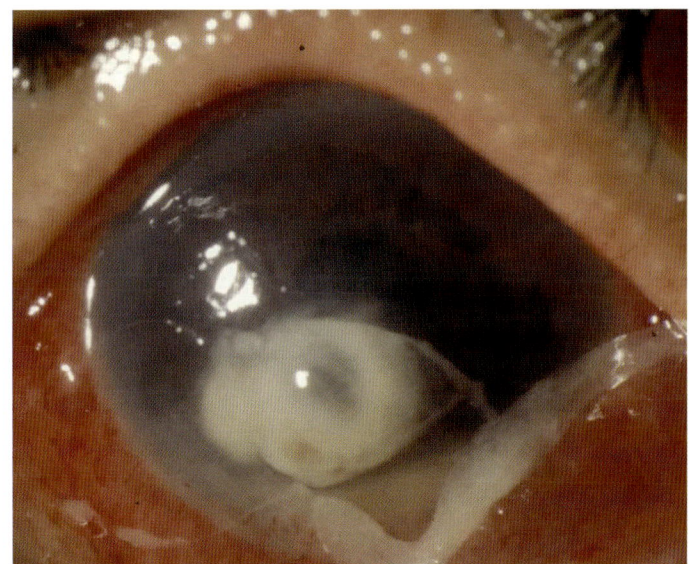

図1　穿孔性角膜潰瘍

Question 1　原因菌は何が考えられるか？

Question 2　治療方針は？

Q1 Answer　カンジダ

　ステロイド点眼中に発症し，抗菌薬点眼でも反応していないため真菌症の疑いが強い．ステロイド点眼で発症しやすいのはカンジダであり本症例でもカンジダが検出された．カンジダ角膜炎は初期の病巣は限局性で境界は比較的鮮明なことが多い．病巣周囲の角膜浮腫や結膜充血は軽度である．本症例のように悪化すれば病巣は拡大し，実質融解を起こして穿孔することもある．ただし，カンジダ特有の所見には乏しく，ブドウ球菌などによる細菌性角膜炎との鑑別は困難である．

Q2 Answer

　アゾール系抗真菌薬が治療の中心となる．ただし，点眼薬として市販されているものはないので自家調整を行う必要がある．安全性について十分な検討があるわけではないので十分なインフォームドコンセントを行う必要がある．フルコナゾールは注射用剤を原液で点眼液として使用できる．最近ではボリコナゾール（1％に調整して点眼液として使用）のほうが，効果が高いので使用されることが多い．もちろん市販薬のピマリシン点眼・眼軟膏も有効であるが，細胞毒性が強いので慎重に経過観察する必要がある．重症例ではホスフルコナゾール，ボリコナゾールなどの全身投与も併用する．本症例では角膜穿孔を起こしており，角膜移植も早急に行う必要がある．

■ トピックス　角膜真菌症─都市型と農村型

　角膜真菌症は都市型と農村型に分けられるとされている．都市型とは今回のようなカンジダなどの酵母様真菌が代表である．カンジダは皮膚および眼表面に数％の確率で常在している．ステロイド点眼を長期に使用すると結膜嚢からのカンジダの検出率が増加することはよく知られている．眼表面疾患でステロイドを長期に使用するぶどう膜炎，角膜ヘルペス，角膜移植後などではカンジダ感染に細心の注意が必要である．農村型とは植物や土による外傷でフザリウムやアスペルギルスなどの糸状様真菌が直接角膜に感染するものである．こちらは進行も早く重症例が多いので，早期から強力な抗真菌薬の局所，全身投与が必要である．治療的角膜移植が必要なケースも多い．

症例 11

23歳，女性

主訴 眼痛，視力低下，充血．

既往歴 3年前よりソフトコンタクトレンズ（2週間頻回交換レンズ）を使用．ケア用品は多目的溶剤（MPS）を使用．CL保存ケースの交換はしていなかった．装用後にレンズは時々すすぐ程度であった．

現病歴 2週間前にソフトコンタクトレンズを装用したまま寝てしまった．翌朝から右眼が充血してゴロゴロし，視力も低下した．市販の目薬を点眼して様子をみていたが改善せず，近医を受診した．右目に傷があるといわれ，抗生剤と抗炎症剤の点眼を処方されたが改善しなかった．次に受診した眼科ではヘルペスではないかといわれ抗ウイルス剤を処方されたがよくならなかった．

眼科的所見 受診時の視力は右眼が矯正0.3で，左眼が矯正1.2であった．右眼の結膜には高度の毛様充血があり，角膜には偽樹枝状の上皮障害（図1），はやり目の際にみられるような上皮下混濁，角膜神経に沿った炎症細胞の浸潤などがみられた（図2）．前房内にはかなりの炎症細胞の遊出が認められた．

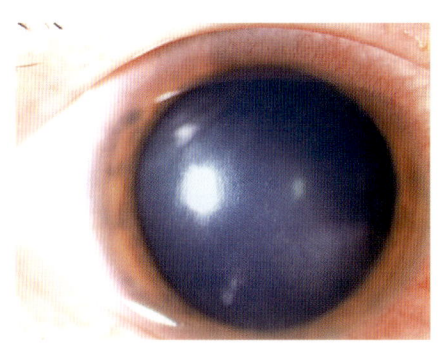

図1 初診時の前眼部
高度の毛様充血と偽樹枝状の上皮障害を認める．

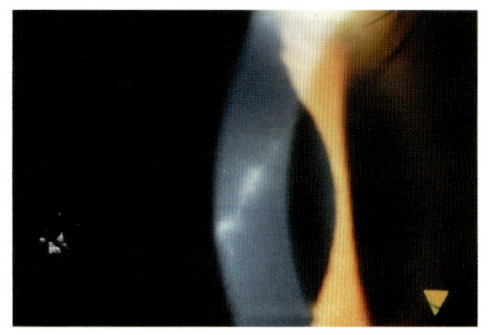

図2 1時半にみられた輪部から角膜中央に向かう神経に沿った細胞浸潤

Question 1 確定診断に必要な検査は？

Question 2 治療方針は？

Question 3 コンタクトレンズとの関連は？

Q1 Answer

　確定診断のためには，病巣部の掻爬物あるいは角膜実質の生検材料を，直接検鏡あるいは分離培養して感染の原因微生物を特定する必要がある．直接検鏡にはグラム染色（図3），パーカーインクKOH法（図4），パパニコロウ染色（図5），ギムザ染色などや，蛍光顕微鏡を用いる方法などがある．また分離培養には，アメーバを培養するのに都合のよい納豆菌塗布無栄養寒天培地などが便利である（図6）．

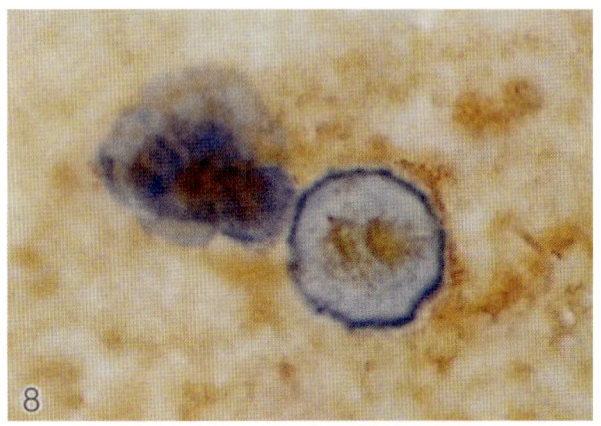

図3　病巣部をグラム染色した標本
アメーバはグラム陽性である．青く染色される．

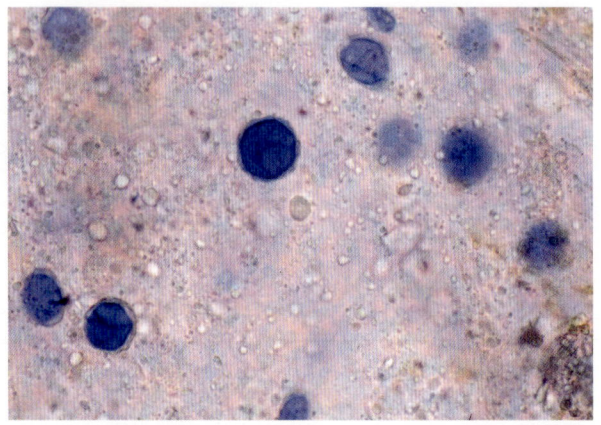

図4　角膜病巣部の実質をパーカーインクKOH法で染色
青く染まるアメーバシストが多数みられた．

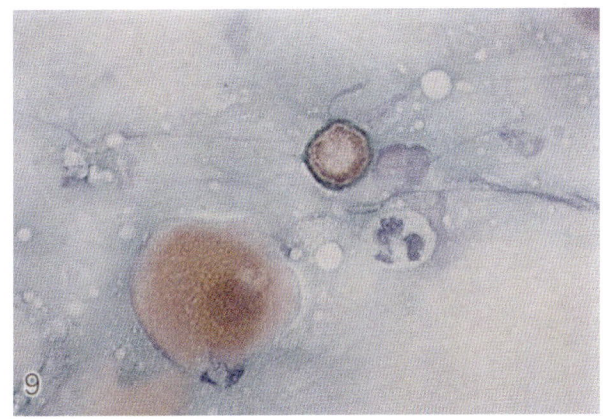

図5 パパニコロウ染色した標本
この染色ではシスト内側がピンクに，外側がブルーに染まり見やすくなる．

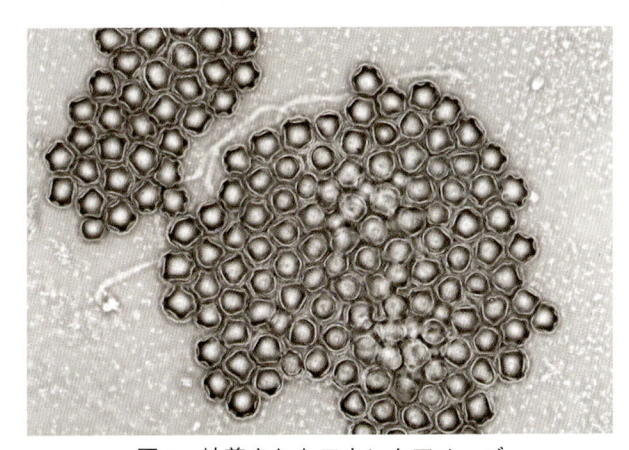

図6 培養されたアカントアメーバ
病巣部の培養でアカントアメーバが培養された．シストが多数集団でみられた．

Q2 Answer

　アカントアメーバ角膜炎の治療には確立した方法がなかったが，現在では筆者が提唱する3者併用療法が，最も効果があるとされるようになってきた．これは最も効果が大きい病巣部の掻爬を主力に，アメーバに効果のある薬剤を点眼するとともに，抗真菌薬を全身投与するものである．掻爬は石橋分類の初期では角膜上皮を病巣部の1～2回り大きく掻爬する．上皮の再生をみながら1日おきに行う．移行期や完成期では潰瘍部を強くこするように掻爬する．潰瘍周囲に残っている上皮も含めて行う．点眼はクロールヘキシジン，ミカファンギン，ボリコナゾール，フルコナゾールなどを調整して使用する．全身投与には抗真菌薬であるミカファンギン点滴，ボリコナゾール点滴，イトラコナゾール内服，フォスフルコナゾール点滴などが使用できる．全身投与では副作用に注意し，それがみられた場合には中止する．

Q3 Answer

　アカントアメーバ角膜炎とコンタクトレンズ（以下，CL）装用とは深い関連がある．患者の85〜90％はCL装用者にみられ，残りの10〜15％が外傷によるものである．またCL装用者の中で85〜90％はソフトCLであり，残りの10〜15％がハードCLによるものである．わが国では当初非含水性SCLによる症例が約半数を占めていたが，現在は発売されていない．このCLはSCLでありながら消毒ができなかったこと，および水道水で保存してよいとされていたことが大きな原因と考えられている．

　現在は2週間交換SCLと多目的用剤（MPS）の組み合わせで使用している例が最も多い．これはMPSはほとんど消毒効果が少なく，洗い流すことで細菌やアメーバを除いていることを使用者が理解していないのが原因である．

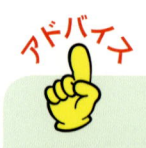

アドバイス

1. アカントアメーバ角膜炎の臨床経過は，角膜真菌症のそれと酷似する．筆者がわが国で初めて報告した症例も当初は角膜真菌症ではないかと思い病巣部の生検を行い，パーカーインクKOH法で直接検鏡し，アメーバと診断されたものである．また初期に偽樹枝状の上皮障害が出現するためヘルペス角膜炎と診断され治療される例も多い．そのような症例ではアメーバも頭に入れてよく観察する必要がある．

2. 治療の主力は病巣部の角膜掻爬である．アメーバに特異的に効果のある薬剤があれば，それを投与することで治療できるであろうが，残念ながらそのような薬剤はないのが現状である．初期では角膜上皮に存在しているアメーバを上皮ごと掻爬することで治療できる．実質内に存在するアメーバは（移行期，完成期），潰瘍部を強く掻爬することで少しずつ除去する．これに点眼を加えることでアメーバの増殖を抑えて治療するのである．抗真菌薬の全身投与の効果は少ないと考えられるが，少しでも効果を期待して投与しているのが実状である．

症例 12

50歳，男性

主訴 異物感，充血．

現病歴 約20年前から左角膜ヘルペス再発を繰り返し，その都度ゾビラックス眼軟膏®などで加療されていた．2013年1月7日，左異物感，充血を主訴に約2年ぶりに当科に来院した．左角膜瘢痕による角膜混濁と樹枝状角膜炎を認めた．アシクロビル眼軟膏5回，レボフロキサシン点眼3回による加療を開始した．その後，アシクロビル眼軟膏を漸減し，3月7日（約2か月後）来院時は2回で加療中であった．フルオレセイン染色すると，樹枝状の形状ではない左上皮欠損が持続していた．地図状角膜炎のようなdendritic tailも観察されなかった．

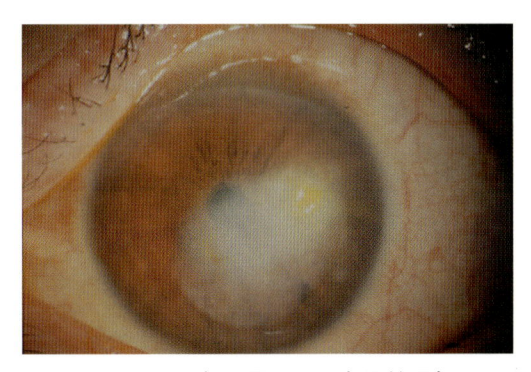

図1 2013年3月7日 左眼前眼部

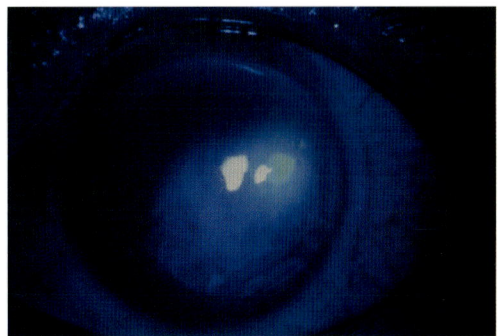

図2 同日のフルオレセイン染色写真 dendritic tail（−）．

Question 1 診断名は？

Question 2 鑑別診断は？

Question 3 治療方針は？

Q1 Answer 遷延性上皮欠損

角膜ヘルペスを数度にわたり繰り返している症例で，角膜知覚低下，ゾビラックス眼軟膏®，点眼液の細胞毒性などにより，上皮欠損が治癒しがたくなってしまった状態である．この症例では，角膜知覚検査をCochet-Bonnet（コシェボネ）型角膜知覚計で施行すると，右眼20mm，左眼60mmと，右眼の角膜知覚低下を認めた．

遷延性角膜上皮欠損の原因としては，このようなヘルペスの他に，糖尿病，脳外科および耳鼻科的手術後の神経麻痺などが挙げられる．この症例では，糖尿病なし，脳外科および耳鼻科的手術の既往なしで，ヘルペスが原因と考えられる．

表1のように角膜ヘルペス病型分類では，上皮型角膜ヘルペスの二次病変として遷延性上皮欠損，実質型角膜ヘルペスの二次病変として栄養障害性潰瘍が定義されている．

表1　角膜ヘルペス病型分類[1]

基本型	二次病変
（Ⅰ）上皮型　樹枝状角膜炎 　　　　　　地図状角膜炎	遷延性上皮欠損
（Ⅱ）実質型　円板状角膜炎 　　　　　　壊死性角膜炎	栄養障害性潰瘍
（Ⅲ）内皮型　角膜内皮炎 　　　　　　（角膜輪部炎）	?

1) 大橋裕一ら（眼ヘルペス感染症研究会）：角膜ヘルペス．新しい病型分類の提案．眼科 37: 759-764, 1995.

Q2 Answer 単純ヘルペスウイルスによる地図状角膜炎が鑑別疾患として最も重要である

樹枝状角膜炎でterminal bulbが認められるように，地図状角膜炎ではdendritic tailが観察されるが，遷延性上皮欠損ではdendritic tailは認められない．

Q3 Answer 角膜上皮の伸展，修復を目的として治療する

タリビッド眼軟膏®4回，圧迫眼帯でまず治療する．これらの加療で改善傾向がなく治癒に至らない場合，実施可能な施設が限られてしまうが，フィブロネクチン点眼4～6回/日を考慮する．これらの加療とともに，細菌，真菌などの混合感染がないか，注意深く前眼部所見を観察する必要がある．

症例 13

63歳，女性
主　訴　異物感，視力低下．
現病歴　近医にて約6か月前から，左ぶどう膜炎，高眼圧症に対し，0.1％リンデロン点眼®6回，ブロナック点眼®2回，2％ミケラン点眼®1回により加療されていた．約1か月前，右角膜炎を認めゾビラックス眼軟膏®5回が追加処方された．角膜炎は軽快せず，アカントアメーバ角膜炎による偽樹枝状角膜炎疑いで，当科を紹介受診した．

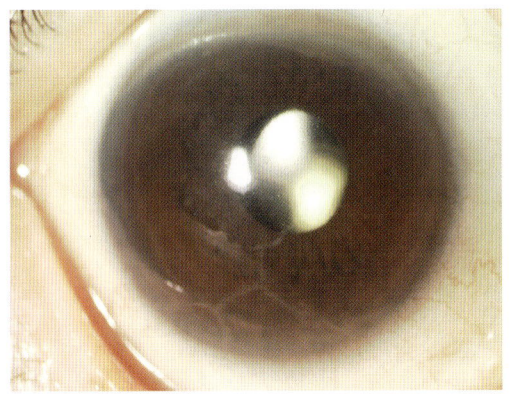

図1　当科初診時前眼部所見

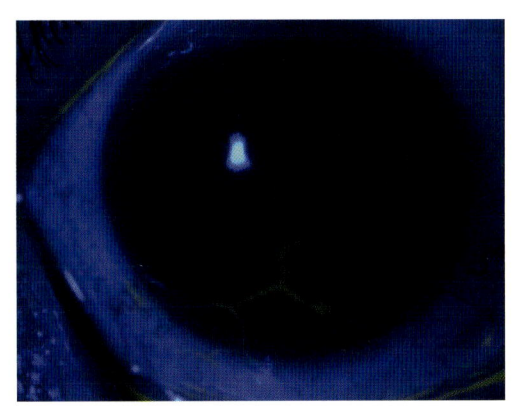

図2　当科初診時前眼部所見（フルオレセイン染色）

Question 1　診断名は？

Question 2　鑑別診断は？

Question 3　治療方針は？

Q1 Answer　薬剤毒性による epithelial crack line

Epithelial crack line は，点眼薬，眼軟膏の防腐剤，主剤の細胞毒性により，角膜上皮がひび割れ状になった状態である．角膜中央やや下方に水平方向に生じ，混濁を必ず伴っており，時に盛り上がりを認め，周囲に著明な点状表層角膜症を認める[1]．治療を怠ると，遷延性角膜上皮欠損に進展し得る．

Q2 Answer　角膜ヘルペスによる樹枝状角膜炎，アカントアメーバによる偽樹枝状角膜炎，水痘・帯状ヘルペスによる偽樹枝状角膜炎が挙げられる

樹枝状角膜炎では，フルオレセインが鮮やかに染まるが，本症例はそのような所見ではない．一方，アカントアメーバ角膜炎による偽樹枝状角膜炎では，偽樹枝状病変が単独で認められることはまずなく，① もろもろした不均一な点状・斑状・線状の上皮・上皮下混濁，② 放射状角膜神経炎，③ 強い毛様充血，のどれかを伴う[1]．水痘・帯状ヘルペスによる偽樹枝状角膜炎では，点状病変が樹枝状に配列したような所見である．

本症例では，細胞毒性の強い点眼，眼軟膏が処方されており，これらによる epithelial crack line と考えられる．また，ゾビラックス眼軟膏®処方前に既に，epithelial crack line が存在し，樹枝状角膜炎と鑑別が困難であった可能性も考えられる．

ドライアイの有無を観察することも重要で，ドライアイを有する症例では，点眼薬，眼軟膏の副作用が生じやすい．

Q3 Answer

防腐剤が入っていないソフトサンティア® 1日4〜8回，タリビッド眼軟膏®を寝る前に1回．以上でしばらく加療し，場合によっては涙点プラグを考慮する．

本症例では以上の処方に加え，0.1%リンデロン点眼® 6回を3回に減回数，ブロナック点眼®と2%ミケラン点眼®は中止した．当科初診1か月後，図3 のように epithelial crack line は縮小し，初診2か月後には消失した．

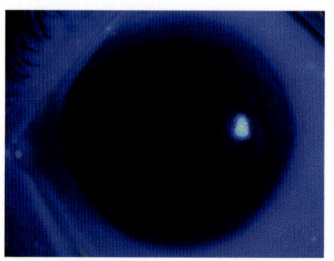

図3　当科初診1か月後（フルオレセイン染色）

参考文献
1) 井上幸次ら（感染性角膜炎診療ガイドライン作成委員会）：感染性角膜炎診療ガイドライン．日本眼科学会雑誌 117: 468-509, 2013.

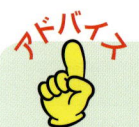

> **アドバイス**
> ムコスタ点眼®による加療も，よい選択肢になり得ると考える．遷延性角膜上皮欠損にまで進展してしまった症例で，通常の加療に反応が悪い症例，特に糖尿病合併症例では治癒しがたく，フィブロネクチン点眼を考慮する．フィブロネクチン点眼は，作成可能な施設が限られるが，細胞接着，伸展，移動を促進する．

症例 14

41歳，男性

主　訴	左眼の視力低下．
既往歴	特記すべきことなし．
家族歴	特記すべきことなし．
現病歴	数年前から左眼の視力低下を感じている．両眼とも時々充血を繰り返している．眼鏡店で眼鏡やコンタクトレンズの矯正が合わないということで当科を受診した．

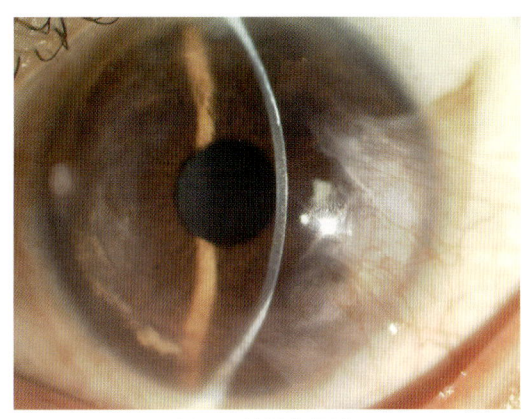

図1　前眼部写真

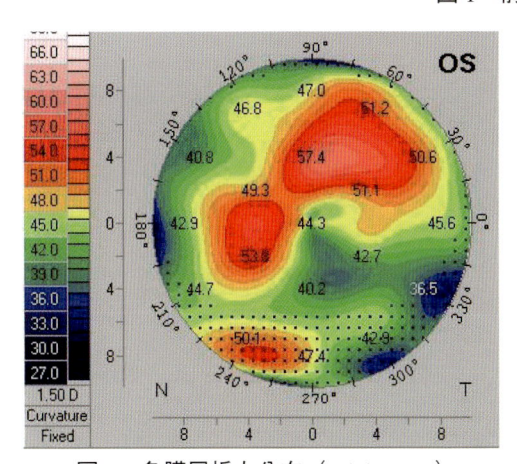

図2　角膜屈折力分布（axial power）

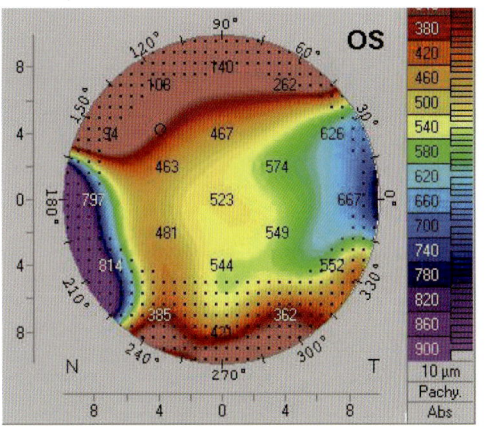

図3　角膜厚分布（pachymetry）

Question 1　最も考えられる疾患は？

Question 2　治療方針は次のどれか？
① 無治療で経過観察　　　③ 治療用コンタクトレンズ
② 低濃度ステロイド点眼　④ 周辺部表層角膜移植術

Q1 Answer　テリエン角膜辺縁変性

　細隙灯顕微鏡検査では3時方向に偽翼状片を認めるが，よくみるとそれ以外の周辺部にも脂肪沈着や瘢痕を認め，スリット光の断面で上下周辺部の菲薄化が著明である（図1）．角膜形状解析で角膜周辺部の菲薄化が定量的に示される（図2, 3）．テリエン角膜辺縁変性はあらゆる年齢層にみられるが，特に中高年の女性に多いといわれている．両眼性で左右非対称に周辺部角膜が徐々に菲薄化する慢性進行性の病変である．初め角膜周辺部に細かい点状の実質混濁を生じ，角膜輪部に平行して実質の混濁，表在性血管侵入と菲薄化が徐々に進んでいく．菲薄部分の角膜中央側に脂肪が沈着し，輪部と病変部の間に透明帯をみることが多い．偽翼状片を20％に認める．菲薄部分の角膜上皮は上皮欠損を伴わず，角膜潰瘍の所見は呈さない．角膜変形による不正乱視で視力低下をきたす．自覚的には無痛である．

Q2 Answer　②低濃度ステロイド点眼

　テリエン角膜辺縁変性の治療は炎症所見をみなければ経過観察でよいとされているが，炎症を契機に病変が進行すると考えられ，結膜充血の所見がみられれば低濃度ステロイドを長期間点眼する．角膜穿孔が生じれば，進行例や重症例には周辺部表層角膜移植術を行う．なお，移植の際は菲薄した部分を移植片で補強するが，角膜の形態と惹起乱視などを考慮しながら縫合には注意を払う．

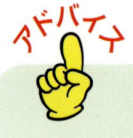

> **アドバイス**
> 偽翼状片に目を奪われがちだが，角膜全体の細隙灯顕微鏡所見が重要である．角膜形状解析（topography）や前眼部光干渉断層法（OCT）が診断の補助となり得る．鑑別診断としては，Mooren潰瘍，関節リウマチやWegener肉芽種に伴う周辺部角膜潰瘍などがある．

症例 15

29歳，男性

主　訴	左眼の視力低下．
既往歴	特記すべきことなし．
家族歴	特記すべきことなし．
現病歴	数か月前より左眼の視力低下を自覚し，当科を受診した．視力右 0.5（1.5 × −1.0D），左 0.6（1.5 × −0.5D）．

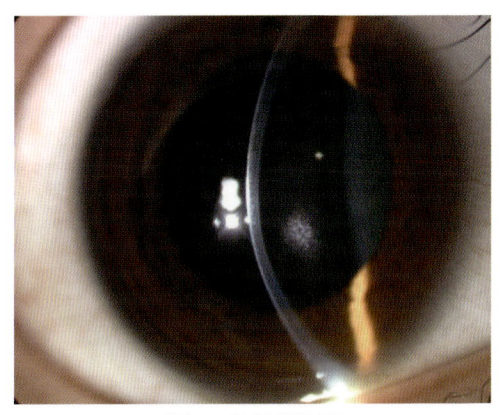

図1　前眼部写真
一見正常にみえる．

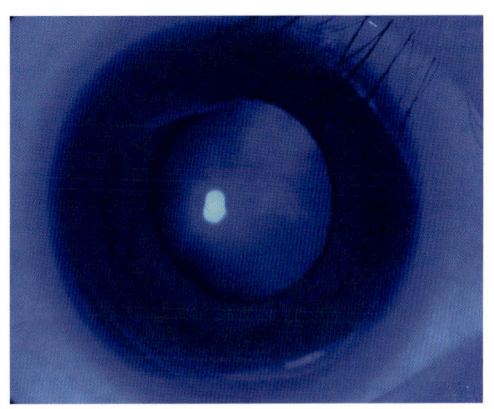

図2　前眼部写真（Fleischer 輪）

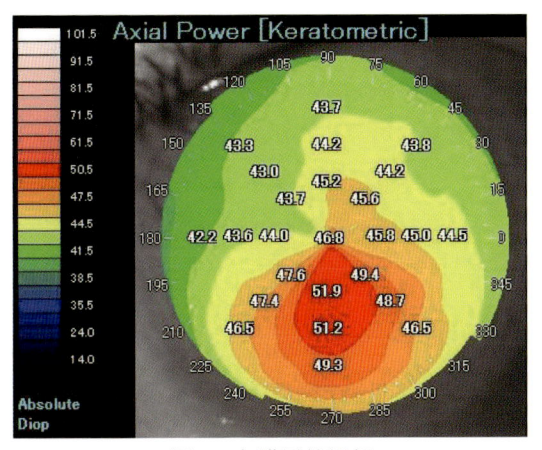

図3　角膜形状解析

Question 1　最も考えられる疾患は？

Question 2　この患者にまず行う治療は？

Q1 Answer　円錐角膜

　細隙灯顕微鏡検査では，角膜は中央部やや下方が軽度菲薄化しているようにみえるが，はっきりしない（図1）．スリットを幅広にすると，内皮側にVogt's striaeがみられる．また青色光にてFleischer輪がみられる（図2）．角膜形状解析ではやや下方に局所的急峻化の所見があり（図3），これらのことより円錐角膜と診断される．矯正視力は良好であるが，左眼の裸眼視力の低下によって受診し，軽症で発見された症例と考えられる．

　円錐角膜は思春期に好発し，男性に多いとされている．アトピーやアレルギー疾患の既往や目をこする癖があることが多い．問診で屈折矯正手術後のkeratectasia（角膜拡張症）との鑑別も必要である．片眼性の症例もあるが両眼性のことが多い．

　診断には，角膜形状解析を施行し，局所的急峻化や非対称性，中央と周辺の屈折力差の拡大を確認する．視力低下の程度に応じて眼鏡やコンタクトレンズ処方を考慮する．

Q2 Answer　ハードコンタクトレンズの処方

　眼鏡やソフトコンタクトレンズで十分な視力が得られない場合には，不正乱視に対してハードコンタクトレンズで対応する．ケラトメータの曲率半径をベースカーブとして用いるとタイトなフィッティングになる．スティープなものだけでなく，フラットなコンタクトレンズでも中央のフルオレセインパターンはapical touchでスティープにみえてしまうので注意する．何度かレンズの規格を変更，あるいは修正することが必要となる．

　既製のRGPレンズでは，修正も難しく，レンズの歪みが生じて視力が出ないことがあり，既製のRGPレンズで満足されない場合にはカスタム処方となる．

　また円錐角膜はLASIKの禁忌であることを説明する．眼圧は低めに出るため緑内障には注意する．目をこするような機械的刺激が円錐角膜の進行と関連があると考えられていること，円錐角膜は進行性の疾患であるが30歳頃に進行が止まることが多く，過度に心配しないように説明する．

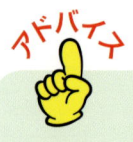

> **アドバイス**
> 視力良好で細隙灯顕微鏡で所見がなく，プラチド式角膜トポグラファーで円錐角膜のパターンを示すものは「円錐角膜疑い」と呼ばれている．所見に乏しく診断は難しいが，LASIK後のkeratectasia予防，進行予防，多焦点眼内レンズの適応決定などでその診断は大切である．

症例 16

66歳，男性

主　訴	右眼　眼痛．
既往歴	特記すべきことなし．
家族歴	特記すべきことなし．
現病歴	建設現場での作業中に急激な右眼の眼痛と流涙が出現した．近医眼科で角膜鉄片異物の診断にて角膜異物除去を行ったところ，角膜穿孔をきたしたため，大学病院に紹介となった．
所　見	右眼視力（0.08），右眼圧 3mmHg．

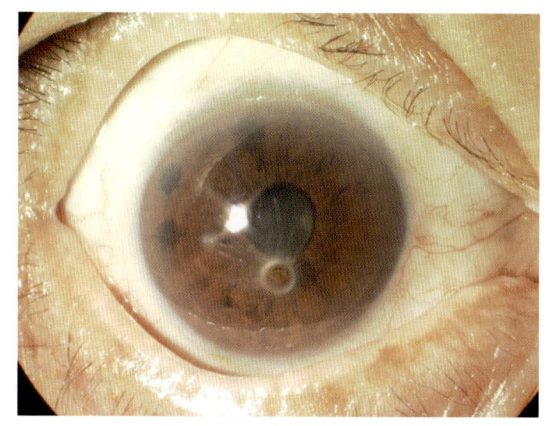

図1　右眼角膜

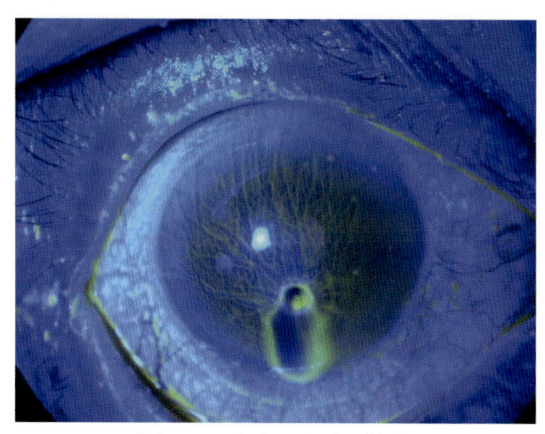

図2　フルオレセイン染色

Question 1　まず処置ですべきことは？

Question 2　今後，患者にどのような説明をするべきか？

Q1 Answer　角膜鉄片異物除去後の角膜穿孔

まずは，1）感染の予防，2）前房水漏出の阻止を行うことが重要．具体的には，1）に関して抗菌薬点眼および眼軟膏の投与（例：レボフロキサシン点眼1日6回，オフロキサシン眼軟膏1日4回），2）に関しては，圧迫眼帯や治療用コンタクトレンズの装用を行うが，前房水流出を抑えるために眼圧降下剤（房水産生抑制在：βブロッカー点眼や，炭酸脱水素酵素阻害剤点眼または内服）も追加投与するのがよい．

Q2 Answer

角膜感染症や**眼内炎をきたす可能性が高い**ことを説明する．また，鉄片異物が飛入した病変が瞳孔領に近いため，このまま前房水漏出が止まったとしても**視力低下は残存**することを説明する．圧迫眼帯や治療用コンタクトレンズで房水漏出が止まればよいが，数日経過しても漏出に変化がないようならば，**外科的治療が必要**であることを説明する．

本症例は，10日間の加療後も前房水漏出の変化がまったくなかったため，角膜移植を選択した．デスメ膜皺襞が強かったため，全層角膜移植を行った（図3）．

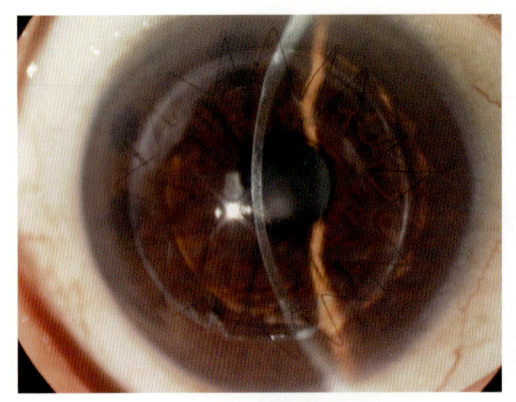

図3　全層角膜移植後

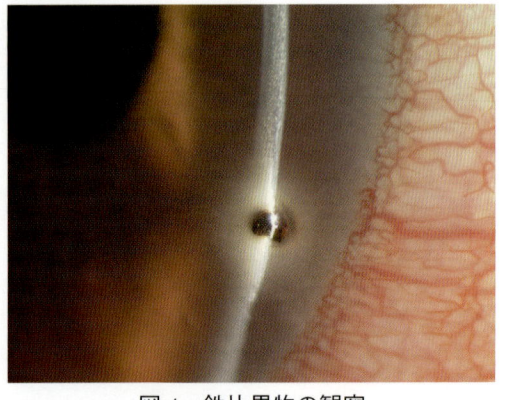

図4　鉄片異物の観察

（写真：大阪大学 相馬剛至先生よりご提供）

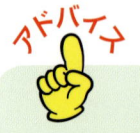

> **アドバイス**
> 角膜鉄片異物は，日常臨床において比較的多く遭遇する疾患である．まずは鉄片異物が角膜のどの深さまで侵入しているかを細隙灯顕微鏡でよく観察することが重要である．具体的には，細隙灯顕微鏡のスリット光を細くして病変部に当てて観察する（図4）．症例によっては浸潤による角膜混濁や，茶褐色のリング状の鉄錆（rust ring）がみられることがあり，深さが明らかでない場合もあるため注意を要する．

症例 17

71歳, 男性

主 訴 : かすみ, 視力低下.

現病歴 : レーザー虹彩切開術後の水疱性角膜症に対して, 角膜内皮移植 (DSAEK) + PEA + IOL 挿入術を施行. 角膜移植後3か月の定期検査のため受診したが, 数日前からかすんで見えにくい.

眼科的所見 : 多数の円形に配列する角膜後面沈着物 (コインリージョン) を伴う角膜浮腫と, 軽度の虹彩炎を認めた.

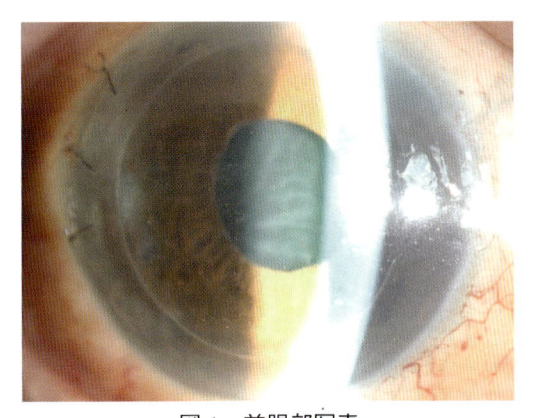

図1 前眼部写真

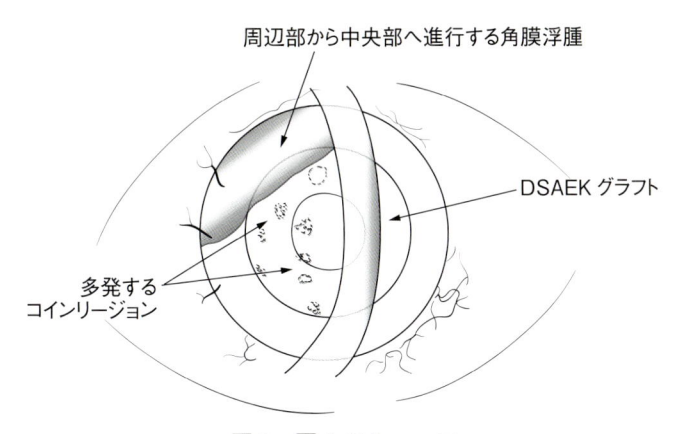

図2 図1のシェーマ
- 周辺部から中央部へ進行する角膜浮腫
- DSAEK グラフト
- 多発するコインリージョン

Question 1 最も考えられる疾患は？

Question 2 鑑別すべき疾患と確定診断に必要な検査は？

Question 3 治療方針は？

Q1 Answer　サイトメガロウイルス角膜内皮炎

　角膜内皮炎では限局性の角膜浮腫とKPsを認める．単純ヘルペスウイルス（HSV）が主な原因とされてきたが，近年になってサイトメガロウイルス（CMV）も角膜内皮炎の原因となることが知られるようになった．CMV角膜内皮炎では，角膜周辺部から中央部に向かって進行するⅠ型角膜内皮炎（大橋分類）のパターンをとることが多く，コインリージョンと呼ばれる特徴的な角膜後面沈着物様の病変を生じることが多い．虹彩毛様体炎や眼圧上昇を合併することが多い．

Q2 Answer　内皮型拒絶反応

　角膜移植後の症例では，内皮型拒絶反応との鑑別が必要である．角膜内皮炎ではグラフトのみならずホスト角膜にもKPsや角膜浮腫が生じるのに対し，内皮型拒絶反応の場合はグラフトのみにKPsや角膜浮腫を生じる．ステロイド治療の強化や，免疫抑制剤の投与を行っても改善しない場合にはCMV角膜内皮炎を疑う必要がある．診断には前房水PCRが必要である．

Q3 Answer　抗サイトメガロウイルス薬とステロイド薬による治療

　ガンシクロビル（デノシン®）点滴静注，あるいはバルガンシクロビル（バリキサ®）内服を使用し，自家調整の0.5%ガンシクロビル点眼（1日6回）と低濃度ステロイド薬（0.1%フルオロメトロン）を併用する．CMV角膜内皮炎に対する抗ウイルス薬の使用は保険適用外であり，大学倫理委員会の承認を受けた上で患者の同意を得て行う．抗ウイルス薬の全身投与は，点滴では2週間，内服では8〜12週間を目安に行い，前房水PCRでCMVの陰性化を確認する．治療を中止するとしばしば再発するため，角膜移植後や，角膜内皮障害が進行している症例では，ガンシクロビル点眼を1日3〜4回で継続投与しながら経過観察する．

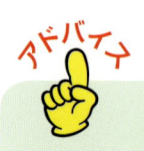

> **アドバイス**
> CMV角膜内皮炎はCMV網膜炎とは異なり，免疫機能が正常の成人にも発症する．角膜移植後にKPsを伴う角膜浮腫を生じ，ステロイド薬や抗ヘルペスウイルス薬による治療でも移植片不全となり角膜移植を繰り返す難治例の中に，CMV角膜内皮炎によるものがある．前房水PCRを行い，早期に診断，治療を行うことが角膜内皮機能を維持するために重要である．

症例 18

62歳，女性

既往歴 左眼は 10 年前に続発緑内障により光覚なし．

現病歴 原因不明の肉芽性ぶどう膜炎の診断にて右白内障手術目的で紹介受診．炎症の頻回再燃を認め，ステロイド薬（局所＋内服）治療を行っている．前眼部炎症（前房内細胞ほぼ消失）の消炎期間 2 か月程度．

現在の処方 ステロイド点眼（0.1％フルメトロン®）　両×2

経過 右眼：水晶体再建術　RV＝0.8（nc）

定期受診を怠り，ステロイド点眼を中断．

　10 か月後，前囊収縮著明＋後囊混濁　RV＝0.1（nc）

　Nd：YAG レーザー前後囊切開　RV＝1.0（nc）

再び定期受診を怠り，ステロイド中断．

　12 か月後，前囊収縮再発＋IOL 後面に細胞沈着

　RV＝0.04（nc）

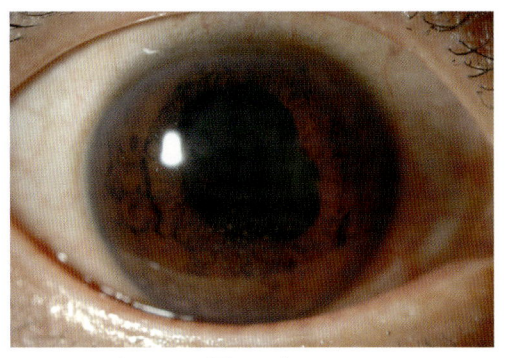

図 1　右
RV：0.1（0.2×－1.0D cyl.－0.5D Ax.60°）
LV：光覚なし

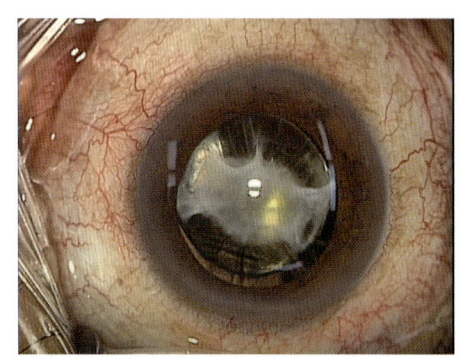

図 2　再発　前囊収縮

Question 1 図 1 での白内障手術は可能か，また，手術適応の注意点は？

Question 2 術前，術中の消炎対策は？

Question 3 術後の消炎対策とこの症例の再発前囊収縮に行う処置は？

Q1 Answer

　この時点での手術は早急である．実際はさらに2か月間経過観察を行い角膜後面沈着物が1/3程度に減少し，前眼部の消炎も継続できたことから手術を行った．

　一般的には眼内に炎症を示唆する所見がなく活動性が終焉した状態であれば，原疾患に関係なく手術が問題となることはない．活動性の高い成人のぶどう膜炎では副腎皮質ステロイド薬の局所または全身投与で消炎を行い，少なくとも3か月間，消炎が維持されていることを確認した後に手術を行うのが望ましい．肉芽性ぶどう膜炎は長期的に合併症を起こす可能性が高いことも念頭におく必要がある[1]．

　他院からの転院の場合は，詳しい治療歴を知ることも重要である．

　眼底透見不能例ではBモード超音波検査で網膜剝離や強い硝子体混濁の確認を行い術式を検討する．硝子体手術の併用が必要な場合でも手術侵襲を考慮すれば必ずしも1期的に行う必要はなく，白内障術後に眼底の状態を把握して後に2期的に行うことを検討してもよい．

Q2 Answer

術前：一般に3か月以上の消炎期間を観察できた場合は術前の消炎対策は必要ないが，治療歴から推察し激しい炎症を起こした既往や発作の頻度，周期に不安を感じる場合は，術前2週間前からプレドニン0.5mg/kgの内服を行うこともある．本症例では3か月以上の消炎継続期間が観察できたため術前消炎対策は行わなかった．

術中：ぶどう膜炎の白内障手術は虹彩後癒着を合併した散瞳不良や小瞳孔，チン小帯断裂，脆弱に対する対応となる．手術侵襲を最小限にとどめる努力を行う必要があり予想外の事態に陥らないよう手術を自身のコントロール下においておく必要がある．

　そのためには，小瞳孔に対しては虹彩リトラクター，瞳孔拡張リング（Malyugin Ring®　図3），チン小帯断裂に対してはCapsular Tension Ring®やCapsule Retractor®（MST社）（☞症例20）などの手術補助具を活用し，日頃から手技に精通しておくべきである．

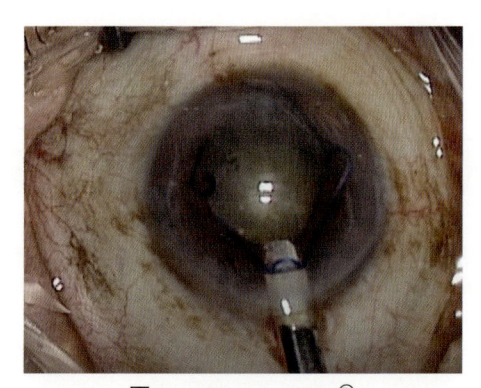

図3　Malyugin Ring®

Q3 Answer

　手術終了時，抗生物質とステロイド薬（リンデロン®）の結膜下注射を行い，術前からの強い後眼部炎症や囊胞様黄斑浮腫（CME）の存在する非感染性ぶどう膜炎では，除放性ステロイド薬トリアムシノロン（ケナコルト®，マキュエイド®）のテノン囊下注射（12〜40mg）や硝子体内注射（4.0mg）を行う．

　術後点眼は抗菌薬，ステロイド薬（リンデロン®など）非ステロイド性抗炎症剤（ジクロード®，ブロナック®，ネバナック®など）瞳孔管理のため，散瞳薬（ミドリンM®）を使用し投薬回数，投薬期間は原疾患，罹病期間，最終発作からの期間よって調整する．術翌日の炎症の程度に応じて投与量は異なるがステロイド薬の全身投与が必要である．プレドニゾロン換算で30mg 2日間，20mg 2日間，10mg 2日間飲み切りとし，経過観察を行うことが多い．

　線維素析出が認められるような，強い炎症には水溶性ステロイド薬（デキサメタゾン2mg）の結膜下注射を行う[2]．

再発：前囊収縮の加療

　本症例のように眼内レンズの前後面にシート状の細胞増殖を繰り返し，非常に硬い後囊混濁や前囊収縮を起こす．

　実際，1度目の前囊収縮（図4）に対しNd：YAGレーザーを行ったが12か月後には再発（図2）を起こしている．さらに強い前囊収縮を起こしたため，Nd：YAGレーザーでの切開は不可能と思われたため硝子体剪刃，硝子体カッターを用いて前部硝子体を含めた切除吸引を行った．

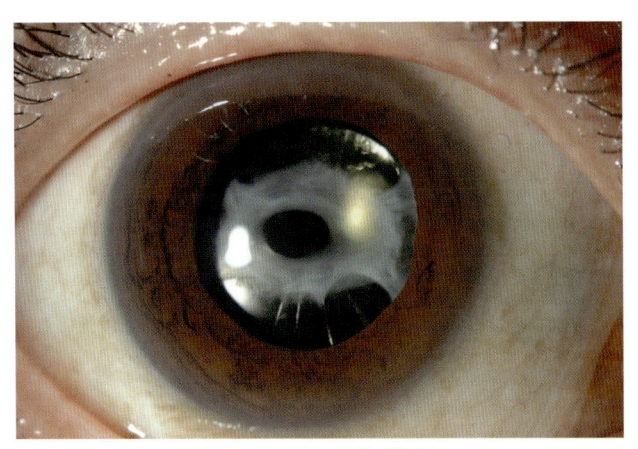

図4　1度目の前囊収縮

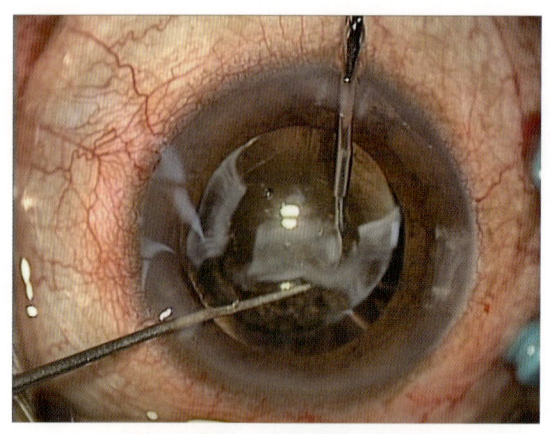

図5 再発　前嚢収縮　切除

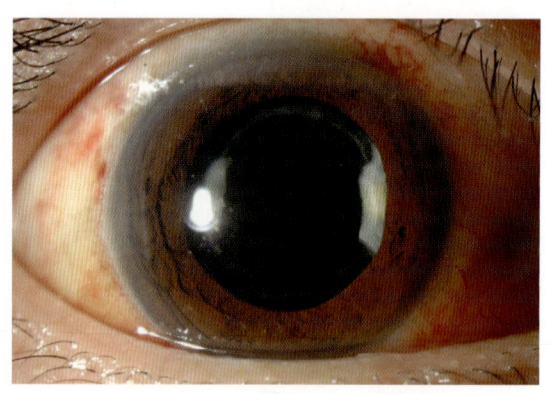

図6 再発　前嚢収縮　切開術後
術後視力　LV：0.8（1.0 × −0.5D）

参考文献
1）後藤　浩：ぶどう膜炎．あたらしい眼科 23: 156-164, 2006.
2）南場研一：ぶどう膜炎併発白内障における手術適応の決定・術後の処置．あたらしい眼科 21: 3-6, 2004.

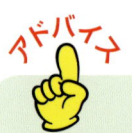

> **アドバイス**
> 術後 CME が発症しやすいため，原因がはっきりしない視力低下を認めた場合は，検眼鏡的に問題がない状態でも光干渉断層計（OCT）や蛍光眼底造影（FAG）を行うことで CME を確認できる．加療方法は前述したトリアムシノロンのテノン嚢下注射や硝子体内注射を行う．
> 軽度の炎症遷延化や再燃による虹彩後癒着や眼内レンズへの虹彩色素沈着に対し予防的な消炎や散瞳を行い積極的な瞳孔管理を行う．

症例 19

65歳，女性

主　訴　両眼の視力低下．

現病歴　1年前より視力低下と霞を自覚し多焦点眼内レンズを使用した白内障手術目的にて近医より紹介受診．眼底疾患は指摘されていない．

眼鏡使用状況　日常は遠用眼鏡を使用し，必要時に近用眼鏡を使用．階段で不自由を感じ累進多焦点眼鏡は使用していない．

表 1　術前検査

視　力	VD：0.3（0.6×－0.5D cyl.－1.5D Ax.90°） VS：0.3（0.6×　　　 cyl.－1.5D Ax.90°）
角膜曲率半径	右　45.5／46.75D　　左　45.5／46.50D
眼軸長	右　23.40 mm　　左　23.35 mm

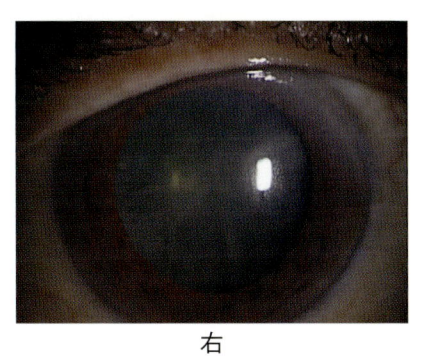

図 1　前眼部写真

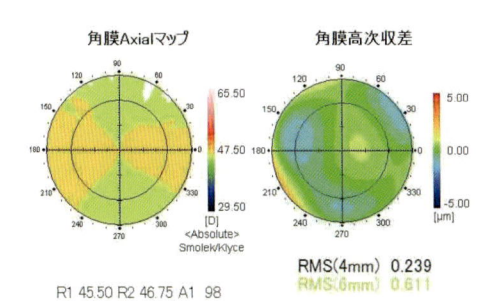

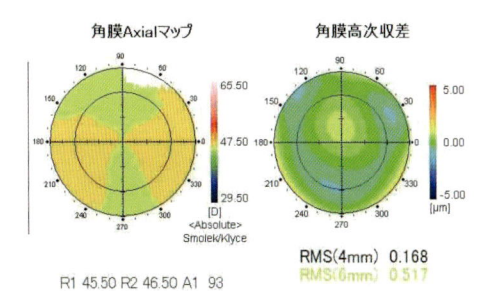

図 2　波面収差解析

Question 1　この症例において多焦点眼内レンズの使用は可能か？

Question 2　術前，説明の注意点を挙げよ．

Question 3　多焦点眼内レンズ手術において術後説明とは何か？

Q1 Answer　使用は可能であるが条件付き

　角膜乱視を 1.0D 以上認めるため術後惹起乱視により裸眼視力の向上を得られない可能性が高いが，波面収差解析にて角膜高次収差の影響を受けにくいと思われることから入手可能な施設であれば Toric 多焦点眼内レンズが最もよい適応であると思われる．

　しかし通常の多焦点眼内レンズ手術を十分に経験した上で行うことが望ましい．手技的な側面だけでなく術前，術後患者の疑問や不安に的確に対応できる高い経験値が必要だからである．単焦点 Toric 眼内レンズや多焦点眼内レンズ手術の経験を重ねそれぞれの特徴や患者の訴えを理解しておく必要がある．

　術後屈折誤差や惹起乱視に対し LASIK（Laser assisted in Situ Keratomileusis）や LRI（Limbal Relaxing Incision；輪部減張切開）を計画的に併用する方法もある．

Q2 Answer

　屈折誤差に対する説明は当然であるが，たとえ Toric 多焦点眼内レンズを使用しても術後惹起乱視に対する詳しい説明は必要である．また，必ず LASIK や LRI などによる術後屈折矯正が必要になるわけではない．軽度の乱視眼鏡を使用すれば上下に視線を変えずに同じ視軸で遠方近方をみることができることも，このレンズの利点であると説明を行う．Toric 多焦点眼内レンズは医師と患者の同意のもと行われる自費手術となるため，先進医療保険の適用とはならない．保険加入者で眼鏡装用に抵抗がなければ，先進医療保険適用となる多焦点眼内レンズ（乱視矯正効果のない）を挿入し眼鏡使用を希望されるケースもある．

　眩しく感じる（グレア）や光の周辺に輪がかかる（ハロー）症状を術前より説明しておくことで患者の不安を軽減することができ，眼内レンズ模型を実際に触ってもらうことで，構造上の現象であると理解しやすくなる（図3）．

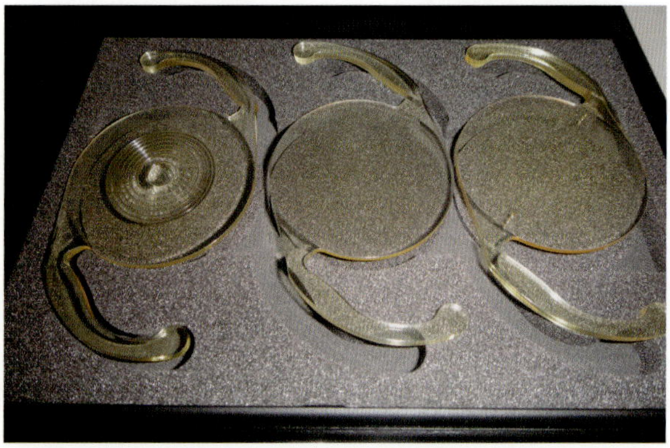

図3　眼内レンズ模型

Q3 Answer 術後患者が多焦点眼内レンズの効果と使用方法を再確認するための説明

多焦点眼内レンズ効果の確認

　術後早期に多焦点眼内レンズの効果を実感できていない症例がほとんどである．または思ったほど近方が見えにくいと不安を感じている場合も多い．そこで−2.5Dや−3.0D眼鏡を装用し近方加入度数を相殺しすれば近方視が低下するため単焦点眼内レンズを使用した場合に近い状態を体験できるため，多焦点眼内レンズの効果を実感でき不安が解消される．術翌日などの術後早期から体験させることで不安を感じている期間が短くなり患者満足度の向上につながりクレーム対策ともなる．

　近方視トレーニング：術前の読書距離で近方視を行うと最高近方視力が得られないことが多く，多焦点眼内レンズの効果に疑問をもつ場合がある．この場合も術翌日より近方視トレーニングを行う．

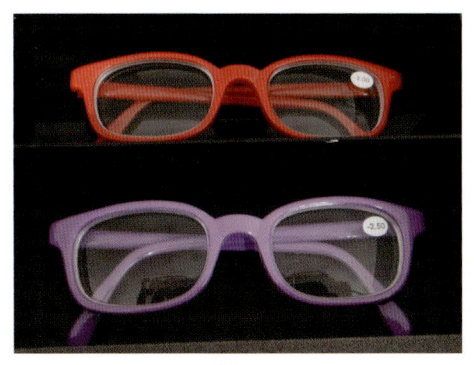

図4

　新聞，雑誌など鼻先に近づけ（図5a）徐々に遠ざけながら最高近方視力が得られる読書距離を見つける練習を行う（図5b）．日常生活でもしばらくの間，同様の方法で近くをみるように指導する．

　術後早期は外来受診の度に，繰り返し近方視トレーニングを行うことが効果的である．

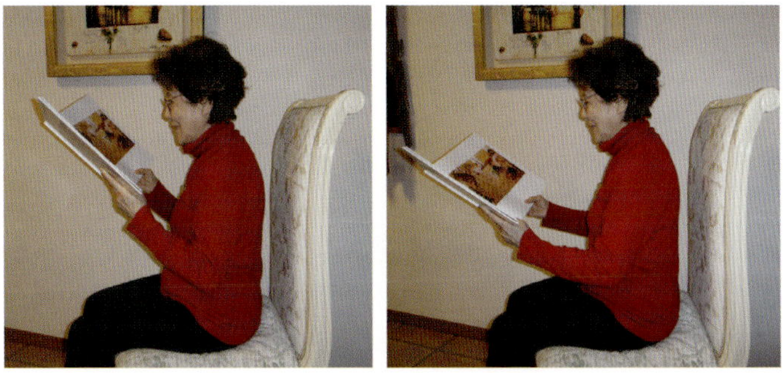

a　　　　　　　　　　b
図5

症例の結果

　先進医療保険加入者であったことと，眼鏡装用も抵抗がなかったことから自費治療となるToric多焦点眼内レンズは使用せず先進医療適応の乱視矯正効果のない多焦点眼内レンズを使用し，術後惹起乱視に対しては眼鏡装用を行う予定で手術を施行した．術後は下記の眼鏡（表2）を装用し，患者満足度も高い．

表2　術後視力

遠方	RV：0.6（1.0 × cyl. − 1.0D Ax.90°） LV：0.6（1.0 × cyl. − 1.5D Ax.90°）
近方	RV：0.7（0.9 × cyl. − 1.0D Ax.90°） LV：0.7（0.8 × cyl. − 1.5D Ax.90°）

トピックス　Add-on眼内レンズ

　過去に白内障手術を受けたほうが単焦点眼内レンズから多焦点眼内レンズへの入れ替えを希望することがある．そのような希望に対応できる，Add-on眼内レンズは，すでに入っている眼内レンズを取り出すことなく，後房内に追加挿入できるように設計された眼内レンズで，多焦点化のほかに近視，遠視，乱視の矯正も行うことが可能である．今後の臨床経過が重要であるが選択肢の一つになる可能性がある．

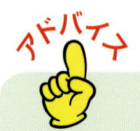

> **アドバイス**
> 　日常診療の中，同じ視軸で遠方近方みえることは，たとえ眼鏡装用が必要であっても患者満足度につながる場合も多く，多焦点眼内レンズの利点の一つと考えてよい．
> 　術後目標度数を近視にした単焦点眼内レンズ使用患者においても近方視トレーニングは有効である．

症例 20

32歳，男性

主　訴	視力低下．
既往歴	アトピー性皮膚炎（皮膚科通院中）．
現病歴	右視力低下を自覚，白内障手術目的で紹介受診．

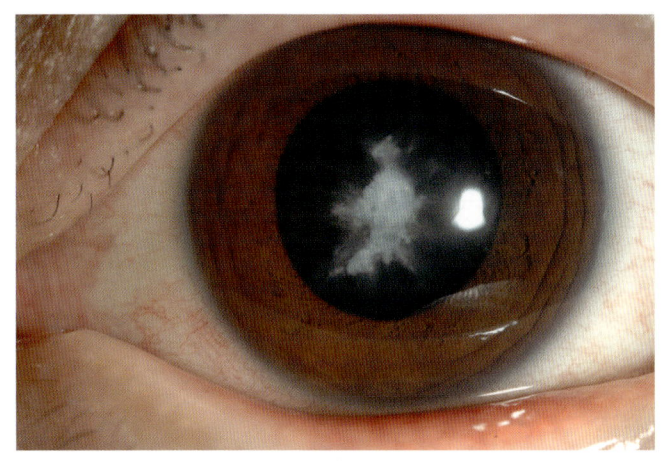

図1　叩打癖あり

表1　術前検査

視　力	VD：RV：0.7（0.8 × ＋1.0D cyl. － 1.0D Ax.90°） LV：0.1（nc）
角膜曲率半径	右　44.23／45.27D 左　45.0／45.75D
白内障	前嚢下白内障
その他	叩打癖あり 眼底透見は不可能

Question 1 術前に考慮する合併症とその対処方法は？

Question 2 眼内レンズ選択で考慮することは？（合併症を認めない場合）

Question 3 術中の注意点を4つ挙げよ．

Q1 Answer　MRSA 感染，網様体扁平部裂孔や皺壁部裂孔，鋸状縁断裂，網膜剥離の合併を考慮する

　MRSA 感染：現在我々の施設では，眼瞼皮膚，結膜培養を行い陽性の場合はアルベカシン点眼，クロラムフェニコール点眼（1日4回）を行い皮膚炎に対し皮膚科管理を行いながら MRSA 陰性が確認できるまで手術を延期する．陽性者に対し早急な手術が必要な場合，上記を行った後，ポリビニルアルコールヨウ素液による洗顔，眼瞼消毒を3日に1回行い，洗顔直後の培養検査にて MRSA 陰性を確認できた場合，手術を行うようにしている．

　網膜周辺部の異常：叩打癖のある症例では毛様体扁平部裂孔や毛様体上皮剥離の合併が多い傾向にあり術前の問診が重要である．叩打癖の有無にかかわらず術前検査として隅角検査，強膜圧迫下での毛様体や鋸状縁の精査や超音波 B モード，超音波生体顕微鏡検査（UBM）を行うべきで，術前だけではなく周術期を含めた厳格な管理が必要である．

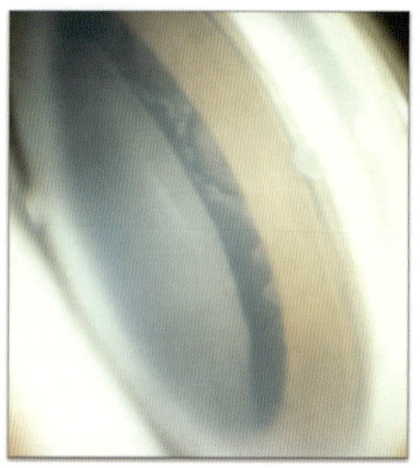

図2　毛様体皺壁部裂孔
（松本長太　眼科臨床医報 85(11): 132-136, 1991．図5 より）

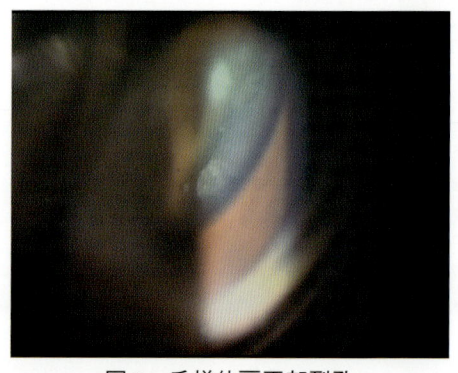

図3　毛様体扁平部裂孔

Q2 Answer

術後も継続して周辺部眼底観察を可能にするため，光学部の大きな 7.0mm 眼内レンズの使用が望ましい．

ただ皮膚症状が安定しており，再発の可能性が少ない場合は，若年者が多いこともあり多焦点眼内レンズの使用も考慮する．また円錐角膜を合併する症例では強度の乱視により術後，矯正視力が不良なことも多く眼鏡やハードコンタクトレンズより矯正力のある Toric 眼内レンズの使用も有効である．ただこれらの高機能眼内レンズを使用する場合は，アトピー性皮膚炎症状が長期間安定している必要がある．

Q3 Answer　①チン小帯断裂・脆弱，②前囊下混濁，③術中眼底検査，④切開創の縫合

①チン小帯断裂・脆弱

叩打癖があることから，チン小帯断裂・脆弱に注意する．術後合併症を考えると水晶体囊を残し手術を終了することが望ましく，術中にチン小帯に余分なストレスがかからないように Capsular Tension Ring® や Capsule Retractor® などの手術補助具を積極的に使用することが望ましい．

しかし無理な眼内レンズ挿入は眼内レンズが囊内固定のまま脱臼を起こすことがあるため，周辺部の硝子体切除を十分に行い 2 期的に眼内レンズ縫着術を行うことが安全である．

②前囊下混濁

前囊下混濁を合併していることが多く Bear-skin type といわれている．症例よりもさらに水晶体赤道部に向かって混濁が伸びている場合が多く，連続した前囊切開を行うことが難しくなる．混濁部が障害とならないよう前囊切開の開始位置を変更し，前囊剪刀で切断しながらゆっくりと進める．過熟白内障を合併している場合，前囊切開時に混濁に沿って亀裂が後囊まで広がることがある．前囊下混濁自体は硬く裂けにくいため，中央をナイフで切開し白色内容物を吸引し囊内を減圧後，前囊切開を行う．

③術中眼底検査

白内障の混濁を除去後，術中に強膜圧迫下で網様体，網膜周辺部を含む眼底観察を行う．助手が眼球圧迫を行える場合は，倒像鏡にて観察し，術者が自身で行う場合は双眼倒像鏡を使用する．網様体扁平部裂孔や網膜剝離を認めた場合，強膜輪状締結術を行う．

④切開創の縫合

搔痒感のため術後でも高頻度に眼瞼を擦る，叩くなどの行為を行うことが多く，周術期に前房出血や創部離解を認めることがある．近年，極小切開（2.0〜2.4mm）化が進み減少傾向にあるがより強固な切開創の閉鎖を得るために 10-0 ナイロン糸で 2 糸縫合することが有効である．

症例の結果

術前Bモード超音波検査にて網膜剝離を認めず，アトピー性皮膚炎も沈静化していないため，7.0mm径単焦点眼内レンズを使用．術中眼底観察により網様体の異常は認めなかったため，強角膜創は10-0ナイロン糸により2針縫合を行った．

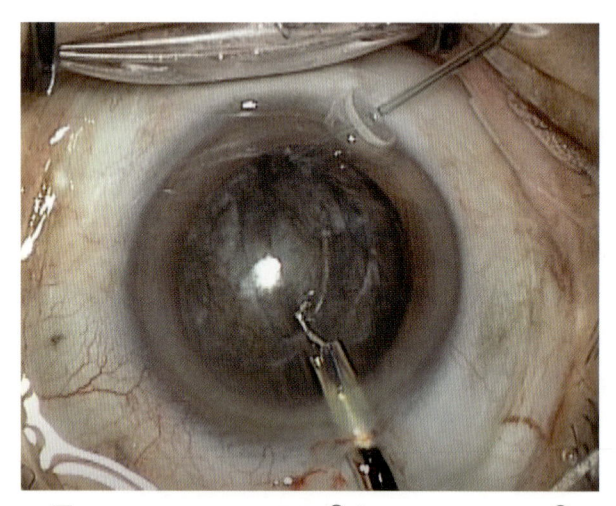

図4 Capsular Tension Ring® と Capsule Retractor®

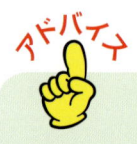

> **アドバイス**
> Capsular Tension Ring®挿入時にチン小帯断裂が拡大することがある．Capsule Retractor®を挿入し断裂部を押さえながらCTRを挿入することで断裂部の拡大を防ぐことができる（図4）．

症例 21

60歳，女性

主訴　右眼の視力低下．
既往歴　特記すべきことなし．
家族歴　特記すべきことなし．
現病歴　1か月前から右眼の視力低下の自覚があり眼科を受診．もともと強度近視であり，初診時の右眼視力は0.01矯正不能，右眼圧は2mmHgであった．前房内の炎症および硝子体混濁を認めた．眼底を図1に，眼球の超音波検査所見を図2に示す．

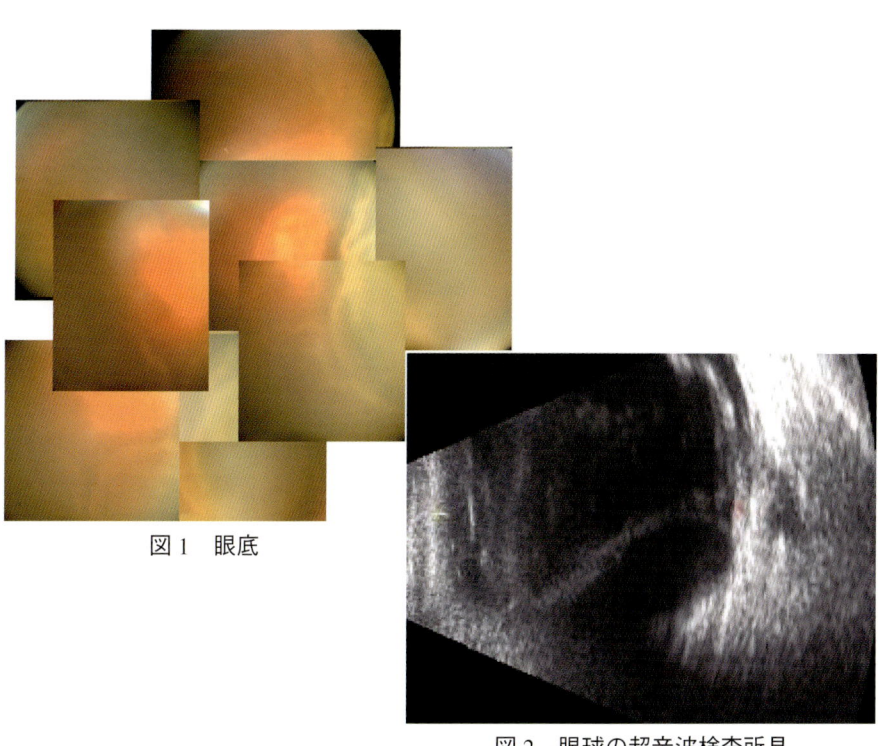

図1　眼底

図2　眼球の超音波検査所見

Question 1　最も考えられる病態とその治療方針は？

Question 2　脈絡膜剝離の誘因として考えられるものは？

Q1 Answer 脈絡膜剥離を伴う網膜剥離

網膜剥離を長期間放置すると，しばしば脈絡膜剥離を併発する．脈絡膜剥離が発生すると，網膜裂孔が脈絡膜剥離の皺襞に隠れて，裂孔が発見できにくい場合がある．また脈絡膜剥離を伴うと網膜剥離の丈が減少し，見かけ上，網膜剥離が消失しているようにみられることがある．脈絡膜剥離は，脈絡膜血管の透過性亢進により漏出した上脈絡膜液による漿液性の脈絡膜剥離である．そのため，超音波検査では脈絡膜剥離が網膜の後方に低反射領域としてみられる．網膜剥離に伴う脈絡膜剥離の正確な発症メカニズムは不明であるが，低眼圧は脈絡膜血管の拡張による血管透過性の亢進をさせて上脈絡膜腔内の滲出液を増加させ，脈絡膜剥離の発生を助長させる．また脈絡膜剥離を伴う網膜剥離では，血液網膜柵の破綻が強く，しばしば増殖性硝子体網膜症（PVR）へ急速に進行することがあるため，すみやかに手術を行う必要がある．

脈絡膜剥離の治療

網膜剥離を伴っていない場合は，自然軽快することが多く基本的に経過観察である．網膜剥離を伴っている場合はすみやかに強膜バックリング手術，あるいは硝子体手術（輪状締結併用も含む）を行う．高度な脈絡膜剥離の場合，網膜剥離の手術前に上脈絡膜液の排液を行う．また術前に，ステロイドの投与を消炎，脈絡膜剥離の消退目的で行うこともある．

Q2 Answer 緑内障ろ過手術や外傷による低眼圧，過剰光凝固術後，強膜バックリング手術による渦静脈圧迫，損傷による脈絡膜循環障害，ぶどう膜炎，uveal effusion，小眼球症など

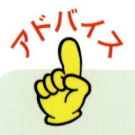

アドバイス

裂孔原性網膜剥離に脈絡膜剥離が合併することがしばしばある．特に強度近視眼の網膜剥離では脈絡膜剥離を併発することが多い．裂孔原性網膜剥離に脈絡膜剥離が合併すると，急速に増殖性硝子体網膜症に進行することがあるため，手術によりすみやかに網膜を復位することが重要！

症例22

15歳，男児

主　訴	右眼の視力低下．
既往歴	特記すべきことなし．
家族歴	特記すべきことなし．
現病歴	2週間前から右眼の視力低下を自覚した．近医を受診し，右眼眼底出血を指摘され当科を紹介受診．

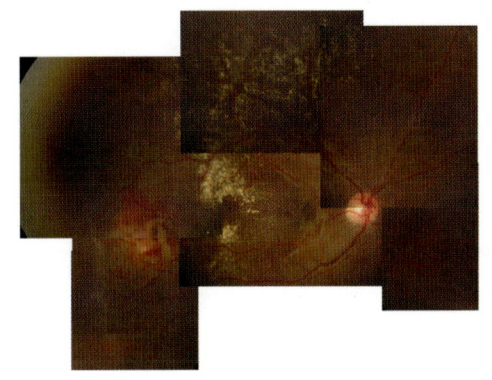

図1　眼底写真

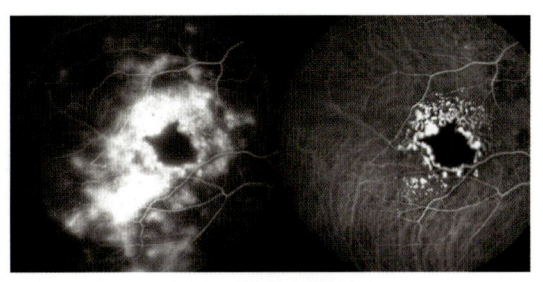

図2　蛍光造影所見

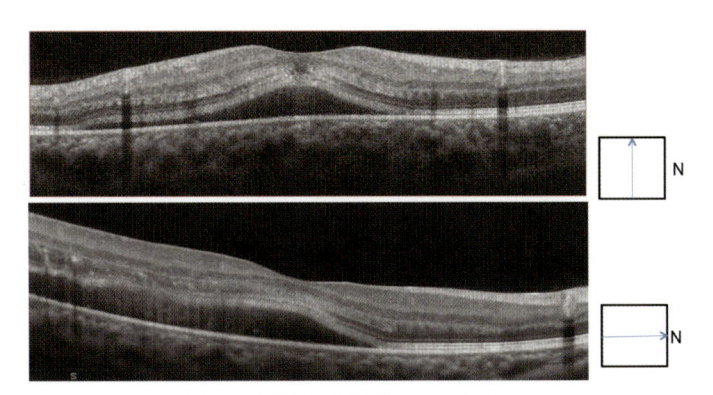

図3　光干渉断層計（OCT）所見

Question 1　最も考えられる疾患は？

Question 2　治療方針は？

Q1 Answer　Coats病

　耳下側網膜に瘤状の異常網膜血管，網膜血管拡張（図1）と旺盛な蛍光色素の漏出（図2）を認める．また黄斑部を含む広範な領域に網膜下滲出物，および光干渉断層計（OCT）で滲出性網膜剥離を認める（図3）．Coats病は若年男児に好発，片眼性に多く，非遺伝性，全身合併症を伴わないなどの特徴がある．原因は不明であるが，網膜血管内皮細胞の異常が指摘されており，透過性の亢進した異常血管から網膜下への滲出物の漏出を認める．適切な治療が行われなければ，一般的に進行性の経過をたどり，長期に経過すると血管新生緑内障や線維性増殖性変化をきたし，重症化する．白色瞳孔，斜視，低視力で見つかることが多いが，小児に多いため，眼科検診などで偶然発見されることもあり注意が必要である．

Q2 Answer

　Coats病の治療は病期によって異なるが，蛍光眼底造影で色素の漏出を認める異常血管吻合や異常血管瘤およびその周囲にレーザー光凝固を行い，早期に異常血管を瘢痕化させることが重要である．滲出性網膜剥離をきたしている症例では，レーザー光凝固術に抵抗することがあり，冷凍凝固，強膜バックリング手術で網膜下液を排液し，網膜の復位が得られた後にレーザー光凝固術を施行する．また，それ以上に進行し，増殖性変化をきたした症例では硝子体手術が適応となる．

■ トピックス　Coats病とVEGF

　近年，Coats病患者の前房水および硝子体中のVEGF濃度が上昇しているとの報告があり，本病態への関与が示唆されている．異常血管の透過性亢進および網膜滲出性変化を抑制するために抗VEGF抗体であるベバシズマブを併用したレーザー光凝固が有用であるという報告がある．また，滲出性網膜剥離が長期に及ぶと線維性増殖性変化をきたすことがあり，早期の硝子体手術導入により予後が改善するという報告もある．

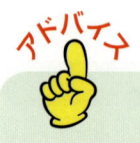

> **アドバイス**
> Coats病の予後に関しては病期によって様々であるが，滲出性変化が2象限以上の広範囲にわたって存在する例や滲出性網膜剥離が長期にわたり増殖性変化から牽引性網膜剥離などをきたした場合は不良である．

症例23

55歳，女性

主　訴：左眼の視力低下，変視．

現病歴：1年ほど前から，左眼の視力低下と変視の自覚があったが放置していた．両眼強度近視があり，初診時視力は LV＝0.02×S－19.0D であった．左眼の眼底写真とOCT所見を図1，2に示す．

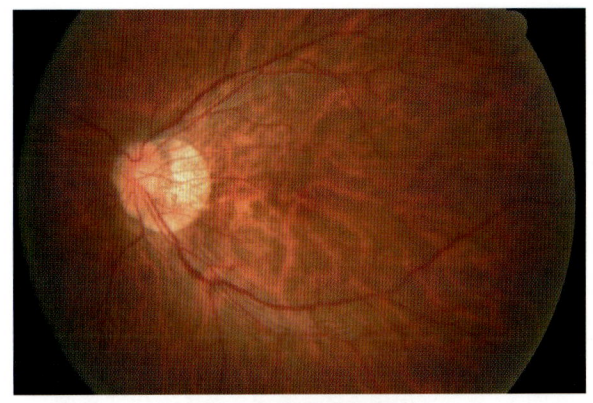

図1　初診時眼底写真

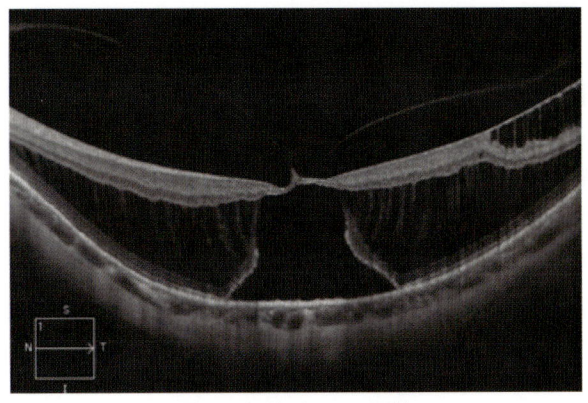

図2　初診時OCT画像

Question 1　疾患名とその病因，および治療方針は？

Question 2　鑑別疾患は？

Q1 Answer　黄斑分離症

病因と治療

　強度近視眼では眼軸が著明に長くなっており，黄斑分離をきたすことがある．黄斑分離症は黄斑部に残存している硝子体皮質や黄斑前膜，伸展性に乏しい内境界膜が内方網膜を牽引することにより生じる．稀に自然軽快することもあるが，基本的に自然に改善することはなく，硝子体手術を施行し網膜を復位させることが重要である．具体的な手術方法は硝子体を切除し，後部硝子体剥離を行った後，内境界膜の剥離を行う．その後ガスタンポナーデを施行することが多い．

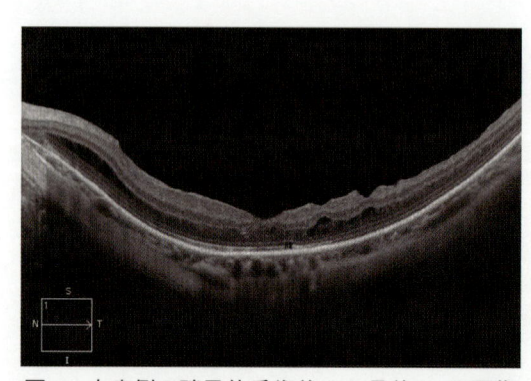

図3　本症例の硝子体手術後9か月後OCT画像
網膜分離は改善しており，網膜はほぼ復位している．視力も左眼矯正0.6に改善した．

Q2 Answer　黄斑円孔網膜剥離

　強度近視眼で，黄斑円孔に網膜剥離が合併することが多いことは古くから知られていた．その後，光干渉断層計（OCT）の普及により，黄斑円孔の前から，黄斑部の網膜の分離を認める症例があることがはっきりと認識されるようになった．網膜剥離は感覚網膜と網膜色素上皮細胞の間での離開であり，網膜分離は感覚網膜の間での離開である．OCTにより，黄斑分離症の診断は容易になったが，OCT所見なしで診断をすることはほぼ不可能である．強度近視眼では網膜の剥離と分離が混在しているケースも多く，黄斑分離症は黄斑円孔網膜剥離の前段階とも考えられている．

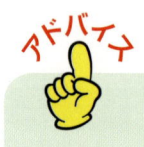

> **アドバイス**
> 強度近視眼では，一見，黄斑部に異常がみられない場合でも視力低下，変視の自覚がある場合，黄斑分離症を念頭に，OCT画像を検討する必要がある．

症例 24

24歳，男性

既往歴：アトピー性皮膚炎，精神発達遅滞.

現病歴：半年ほど前から左眼の視力低下を自覚していたが放置していた．精神発達障害，アトピー性皮膚炎があり，眼球への叩打癖があった．初診時視力は左眼0.01矯正不能，眼圧は左6mmHgであった．左眼に軽度白内障と前房内に炎症細胞とフレアを認めた．眼底写真を図1に示す．

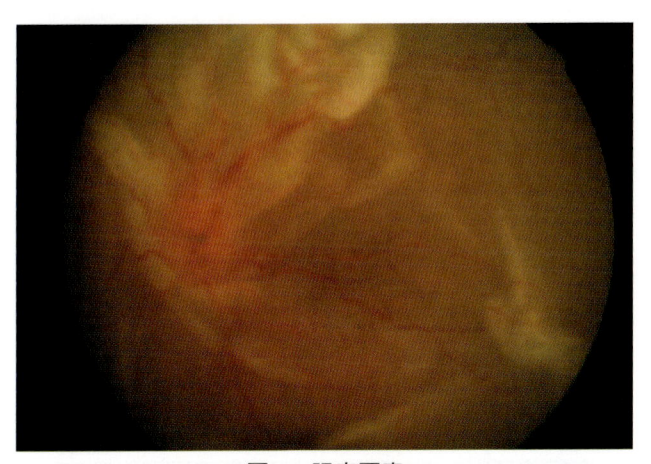

図1　眼底写真

Question 1　最も考えられる疾患と，その病態について述べよ．

Question 2　治療方針と視力予後は？

Q1 Answer　増殖性硝子体網膜症（proliferative viteroretinopathy：PVR）

　PVRは裂孔原性網膜剥離の長期化や外傷，網膜復位術後，ぶどう膜炎などの症例に続発して起こる難治性の疾患である．PVRの本態は，硝子体内に遊走した細胞（網膜色素上皮細胞，グリア細胞，マクロファージなど）による網膜上の増殖膜の形成と，それによる固定皺襞や牽引性の網膜剥離である．PVRの病態形成に網膜裂孔の存在は不可欠であるが，裂孔原性網膜剥離からPVRに進行する症例は5〜10％であり，網膜裂孔の存在だけがPVRの発症に関係しているわけではなく，裂孔以外に眼手術や，ぶどう膜炎，外傷などによる炎症の存在や血液眼関門の破綻がPVRの発症に大きく関与している．PVRの病態は，炎症反応，組織増殖，増殖組織の瘢痕，線維化の結果生じるものであり，創傷治癒過程に類似した病態である．本症例では，軽度精神発達遅滞があり，長期間網膜剥離を放置していたこと，また自傷行為による眼球への物理的な衝撃もPVRの増悪因子として働いたと考えられる．

Q2 Answer　硝子体手術による増殖膜の除去と網膜の復位

　硝子体手術による増殖膜の除去と網膜の復位が唯一の治療である．しかし，再増殖による再発やあるいは，術後に網膜が復位しても，毛様体への増殖組織の形成などによる低眼圧から眼球癆に至ることがあり，予後不良の疾患である．図2に本症例の硝子体手術後の眼底写真を示す．本症例では，硝子体手術と同時にシリコンオイルタンポナーデを行い，2か月後にシリコンオイルを抜去した．

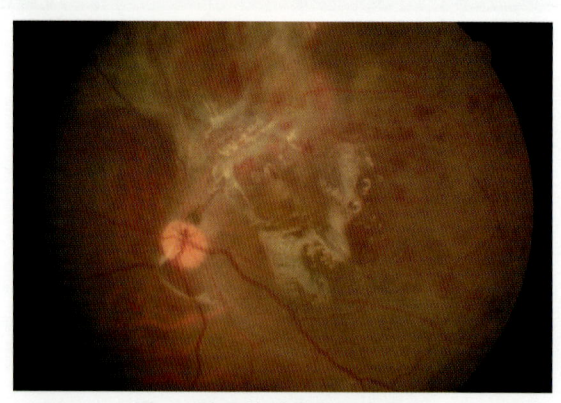

図2　硝子体手術後眼底写真

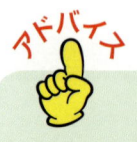

> **アドバイス**
> 増殖性硝子体網膜症は裂孔原性網膜剥離の重篤な合併症である．増殖性硝子体網膜症の病態には裂孔の存在以外に，眼内炎症，血液眼関門の破綻がその発症に関与している．

症例 25

62歳，男性

主　訴　1か月前から左眼が見えにくい感じがあったが放置，その後下方が見えにくくなり当院を受診．
既往歴　高血圧で内服治療中．
家族歴　特記すべきことなし．

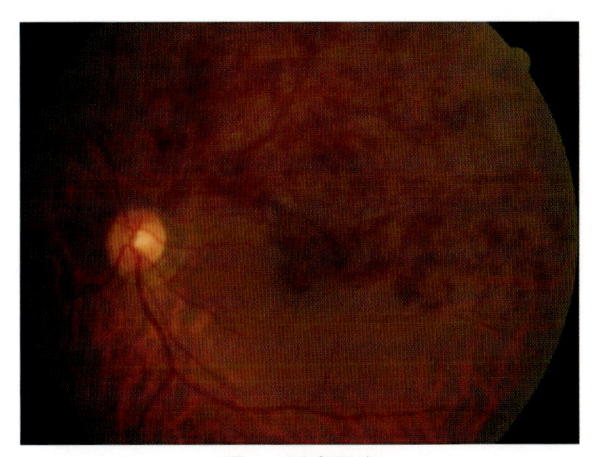

図1　眼底写真

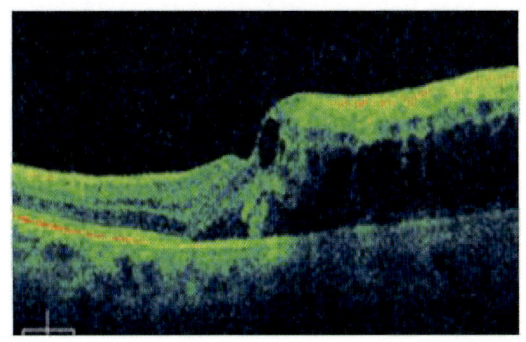

図2　光干渉断層計（OCT）

Question 1 視力低下の原因となっている病態を述べよ．

Question 2 治療方針は？

Q1 Answer　網膜静脈分枝閉塞症

　網膜静脈分枝閉塞症は，多くは網膜静脈と網膜動脈が交差する場所，あるいは視神経乳頭縁で生じ，高血圧，高脂血症，糖尿病の既往のある人に多く発症する．網膜静脈分枝閉塞症の場合，視力低下の原因は黄斑浮腫と黄斑虚血である．中でも最も多い原因は黄斑浮腫であり，光干渉断層計（OCT）で，網膜の厚みや形状を測定し，黄斑浮腫の有無を精査する（図2）．網膜静脈分枝閉塞症は，黄斑浮腫が早期に改善できればかなりの視力改善が望める疾患であるが，実際には治療に抵抗し，黄斑浮腫の改善が得られず，最終的に視力予後不良になることも多い．

Q2 Answer　①薬物治療，②硝子体手術，③レーザー網膜光凝固術

①薬物治療
　経過観察で黄斑浮腫が自然軽快することもある．薬物治療としては網膜循環改善薬，血管強化作用のある薬剤や抗血小板薬の内服を行う．また黄斑浮腫の程度により，ステロイド（トリアムシノロン）テノン囊下注射，硝子体内注射，あるいは血管内皮増殖因子（vascular endothelial growth factor：VEGF）の抗体であるベバシズマブの硝子体内注射を行う．ベバシズマブは血管透過性亢進作用のあるVEGFの作用を抑制することにより黄斑の浮腫を軽減させる．

②硝子体手術
　黄斑浮腫が強く，著明に視力低下をきたしている場合，硝子体手術を施行することがある．硝子体を除去することにより，浮腫を増悪させている硝子体の牽引を解除する．また硝子体切除で硝子体腔内の硝子体が房水に置換されることにより，酸素分圧が上昇し，浮腫を軽減させると考えられている．

③レーザー網膜光凝固術
　主に晩期合併症である硝子体出血や，網膜裂孔，網膜剥離を予防する目的で行われる．発症早期（発症から約3か月程度）はレーザー網膜光凝固術を施行せず経過を観察し，ある程度病状が落ち着いてからレーザー治療を行う．

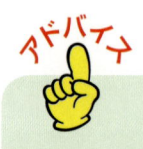

> **アドバイス**
> 網膜静脈分枝閉塞症による視力障害は，黄斑浮腫の有無により左右されることが多い．黄斑浮腫は自然軽快するものもあるが，遷延化すると不可逆性の視力低下になることがある．ステロイドや抗VEGF抗体の眼局所注射が有効である．

症例 26

65 歳，男性

主　訴：左眼の視力低下．

既往歴：特記すべきことなし．

現病歴：4 日前から微熱，頭痛があったが仕事が忙しく放置していた．昨日左眼に霧視が出現し，今朝からはほとんど見えなくなったため，眼科を受診．
初診時視力は RV＝0.4（0.7×S＋2.00D），LV＝10cm／指数弁（矯正不能）であった．

所　見：意識は清明，体温 37.8℃ で，強い全身倦怠感を認めた．採血では CRP（C 反応性蛋白）42μg／dl，WBC（末梢白血球数）16,700／mm³，軽度の肝機能障害を認めた．胸部 X 線上，右側に少量の胸水の貯留を認めた．

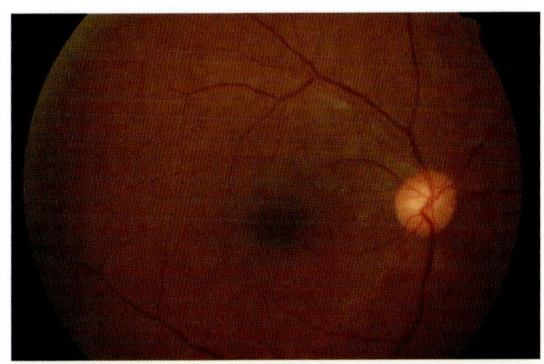

図 1　初診時眼底写真

Question 1　最も考えられる疾患は？

Question 2　この症例の治療方針は？　またその際に留意する点は？

Q1 Answer　内因性眼内炎

　内因性眼内炎は全身的な感染巣がベースにあり，菌が血行性に転移して生じるとされ，網脈絡膜に感染が成立した後に発症する．原発巣としては，消化器系，尿路系，呼吸器系，髄膜炎，細菌性心内膜炎，中耳炎，骨関節，皮膚などの報告があるが，頻度としては肝胆道系からの転移が多い．

　本症例では腹部超音波検査にて肝臓に隔壁様構造を伴う低エコー結節を認め，腹部コンピュータ断層撮影で同部位に辺縁不整の嚢胞性腫瘤を認め，細菌性肝膿瘍からの転移性内因性眼内炎と診断した．

Q2 Answer

　他科と連携して，原発巣の治療をすみやかに行う．硝子体混濁の増悪を認めれば可能なかぎり早期の硝子体手術が有効である．しかし，内因性眼内炎の場合には全身状態が悪い，硝子体手術の設備がないなどの理由で，硝子体手術がすぐに施行できない場合がある．また，発症より時間が経過している症例や，網膜下膿瘍および広範な網膜壊死を伴う症例では，網膜が脆弱となっており，術中に網膜剥離や駆逐性出血などの重篤な合併症を起こす場合があり，手術リスクが高い．

　症例によっては，複数回の手術になる可能性，シリコンオイルタンポナーデとなる可能性，手術加療しても失明する可能性（眼球癆になるなど），術中術後に全身状態が急変する可能性などが考えられ，個々の症例に応じて慎重に治療法および治療時期を検討し，予想される予後や合併症について患者に十分説明を行う必要がある．保存的加療として，早急に外来で実施可能なものとしては，抗菌薬の硝子体注射がある．硝子体手術が施行できない眼内炎症例に対して，抗菌薬の眼内投与が奏効したとの報告もあり，有効な治療法の一つであると思われる．

（眼臨紀 4(4)：325-330, 2011 より転載）

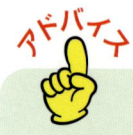

アドバイス

眼科手術の既往のない眼内炎をみた場合，内因性眼内炎を疑い，すみやかに広域スペクトラムをカバーする抗菌薬の投与を開始し，同時に原因となる全身疾患の検索を行う．時に非感染性のぶどう膜炎，悪性リンパ腫などでも類似した所見を呈することがあり，注意を要する．

症例 27

48歳，男性
主　訴　右眼の変視を自覚し当科を受診．
既往歴　網膜剝離手術．
家族歴　特記すべきことなし．

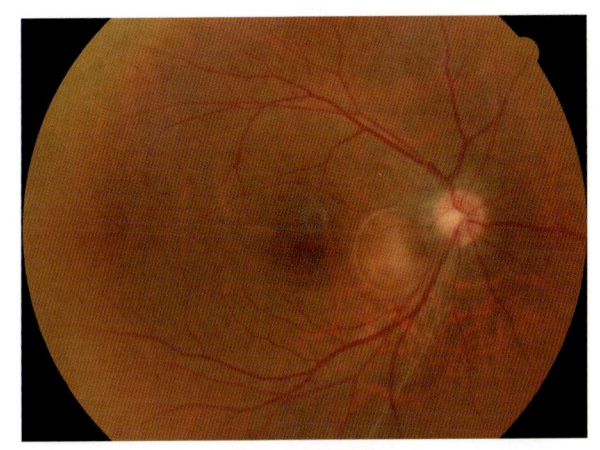

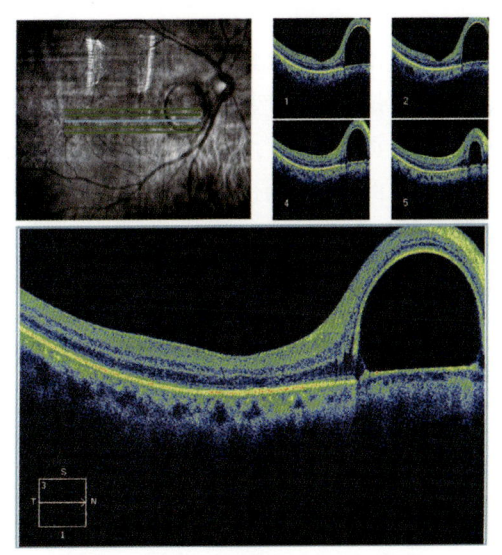

図1　眼底写真

図2　光干渉断層計（OCT）所見

Question 1 変視の原因となっている病態を述べよ．

Question 2 治療方針は？

Q1 Answer　液体パーフルオロカーボンの網膜下迷入

　液体パーフルオロカーボンは，フルオロカーボン類に属する化学物質であり，一般的には工業用に用いられているが，眼科領域では，剝離した網膜を物理的に伸展，復位させるための手術用材料として使用されている．パーフルオロカーボンは，水より密度が高いため網膜を物理的に伸展させることができ，かつ透明な液体で水溶液と混和しないことから手術時における網膜硝子体の観察を容易にすることができる．また動粘性率が低く，カニューラを用いた注入，吸引を行うこともできる．現在保険診療で認められている適応疾患は，開放性眼外傷，巨大裂孔，増殖性硝子体網膜症に伴う初発，または再発難治性網膜剝離患者に対する網膜硝子体手術時における網膜復位のみである．合併症として添付文書には，術中の網膜下への迷入 4.4％，術後の眼内残留 10.3％，1.5％の症例では，眼内残留除去のため再手術が必要となったと記載されている．症例の眼底写真では，中心窩と視神経乳頭の間に類円形の隆起が認められ（図1），OCT でも網膜下に低反射隆起性病変が認められた（図2）．網膜剝離手術時にパーフルオロン使用の既往があることより，液体パーフルオロカーボンの網膜下迷入と診断された．

Q2 Answer　パーフルオロカーボン除去手術

　網膜下に迷入したパーフルオロカーボンは網膜障害性があり，放置するとその部位が暗点となってしまう．迷入した場所と量により対処法は異なる．黄斑より周辺に少量迷入した場合は，経過観察するかパーフルオロカーボンの周囲に網膜レーザー光凝固を施行し黄斑部へ移動しないよう固めてしまう．黄斑部に移動しそうなら網膜を切開して除去する対策が必要となってくる．特に中心窩下に迷入したパーフルオロカーボンは視力低下を引き起こすため，中心窩耳側の網膜を切開し除去を行う必要がある．本症例では，中心窩を少し外れていたため，硝子体手術を施行し 25G 水中バイポーラで隆起部位の最周辺部網膜を穿孔した後，バックフラッシュニードルで網膜下のパーフルオロカーボンの吸引除去を行った．

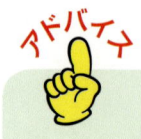

> **アドバイス**
> 液体パーフルオロカーボンは，大変有用な硝子体手術のツールの一つである．うまく使いこなすことにより，これまで難しかった手術を安全かつ容易に施行することができる．ただ術前にパーフルオロカーボン使用の副作用を患者に十分説明しておく必要がある．

症例 28

79歳，女性

主　訴　突然左眼の視力低下を自覚し当科を紹介受診．
既往歴　高血圧で内服治療中．
家族歴　特記すべきことなし．

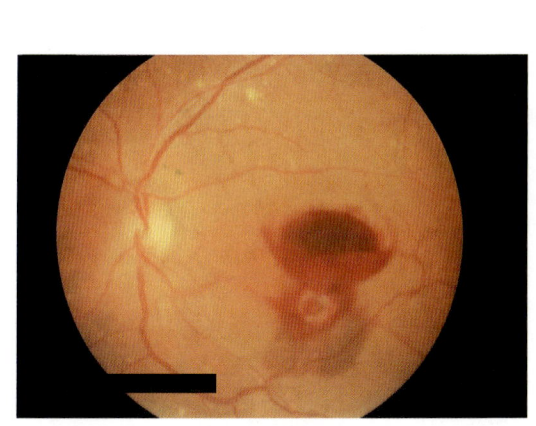

図1　眼底写真

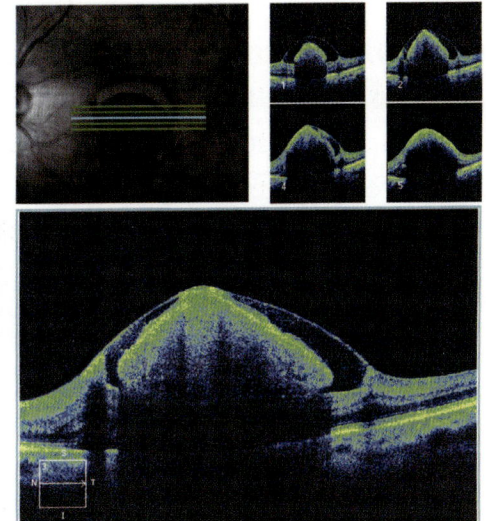

図2　光干渉断層計（OCT）所見

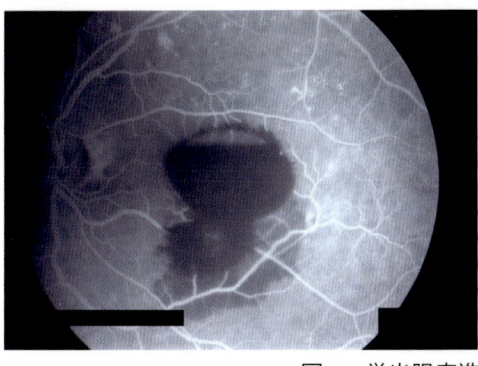

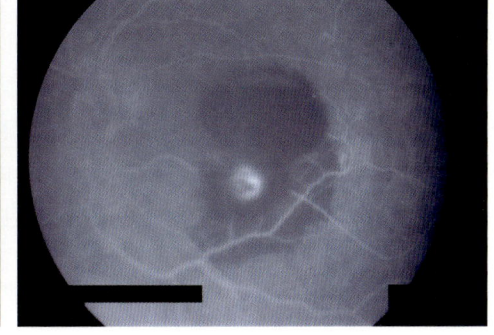

図3　蛍光眼底造影所見（FA）所見

Question 1　視力低下の原因となっている病態を述べよ．

Question 2　治療方針は？

Q1 Answer　網膜細動脈瘤

　黄斑下に出血し，血腫を形成すると黄斑下血腫となる．原因疾患としては，加齢黄斑変性，網膜細動脈瘤，近視性新生血管黄斑症，脈絡膜血管腫などが挙げられる．
　網膜細動脈瘤（retinal arterial macroaneurysm）は，動脈硬化，高血圧のある60～70歳代の高齢の女性に好発する疾患である．片眼性が多いが約10％で両眼発症を認める．通常動脈の第3分枝以内に孤発するが時に複数個認め，網膜静脈閉塞症に併発することもある．主な視力低下の原因は，網膜細動脈瘤破裂による網膜下および内境界膜下への出血，網膜細動脈瘤からの漏出による黄斑浮腫または中心窩剝離である．また硝子体出血を生じることもある．中心窩下への大量の出血や遷延する黄斑浮腫は視力予後不良の原因となる．
　本症例における眼底写真では，細動脈瘤が赤灰白色の塊として認められ，周囲には網膜出血を伴っていることが観察される（図1）．OCTでは，内境界膜下出血，網膜下出血が観察される（図2）．蛍光眼底造影検査では，動脈瘤への蛍光色素の貯留，蛍光漏出が観察され（図3），FA，IAで網膜細動脈瘤を検出することが診断の助けとなる．

Q2 Answer　硝子体手術（血腫除去）

　治療としては血管壁の器質化を促す光凝固治療が基本となる．その際動脈瘤の表面がわずかに灰白色に変性する程度に凝固する．時に光凝固によって動脈閉塞を起こすことがあるので，末梢の動脈が黄斑部を灌流している場合は慎重に適応を決める必要性がある．黄斑部網膜下出血の新鮮例では，出血を黄斑から移動させる目的で硝子体内にガス（SF6）を注入し腹臥位をとらせることもある．また内境界膜下出血を伴った例では，硝子体腔内へ出血を拡散させるために，YAGレーザーを用いた内境界膜穿孔を行う場合もあるが，陳旧性の出血や出血量が多い場合は難しくなる．網膜下血腫の大きなものや，硝子体出血の自然吸収の可能性の低いものは硝子体手術が有効となる．本症例では，手術療法を選択し硝子体手術（内境界膜剝離，網膜下血腫除去，光凝固，ガス注入）を施行した．

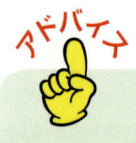

> **アドバイス**
> 多くの症例で動脈瘤は自然治癒し，視力予後は良好である．しかし，黄斑部を含む網膜出血や硬性白斑，黄斑浮腫，中心窩剝離が長期にわたって継続する場合は，視力予後が不良となるため適切な治療を行う必要がある．

症例29

47歳，女性

主　訴	左眼の視力低下を自覚し当科を受診．
既往歴	特記すべきことなし．
家族歴	特記すべきことなし．
検査所見	WBC：6.6×10³/μl（Lympo：23.8, Mono：6.1, Eosino：1.1, Baso：0.6, Net：68.3%），RBC：4.07×10⁶/μl, HGB：7.5, HCT：30.6, PLT：12.3, CRP：0.033, RF：=＜7, 赤沈：4mm, 血清Fe：60μg/dl, フェリチン：39ng/ml, TIBC：399μg/dl

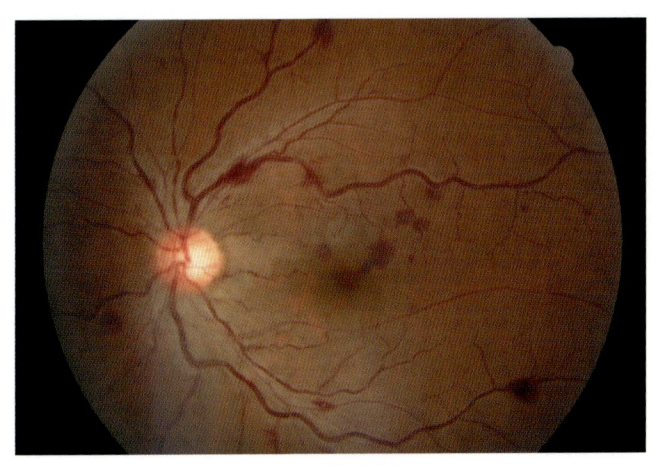

図1　眼底写真

Question 1　眼底所見より鑑別すべき疾患を挙げよ．

Question 2　検査所見からの診断と治療方針は？

Q1 Answer　白血病，細菌性心内膜炎，貧血など

　眼底の変化としては，静脈の拡張，蛇行，網膜出血，出血のほぼ中央に白斑が認められるRoth斑（ロート斑と呼ぶ）が観察される．Roth斑が認められた場合は，白血病，細菌性心内膜炎，貧血などが鑑別疾患として挙げられる．白血病では，特に急性白血病に眼病変が高率に認められ，Roth斑，網膜出血，網膜血管の拡張蛇行，軟性白斑，網膜静脈閉塞，硝子体出血など血液異常による所見と，虹彩炎，乳頭腫脹，網膜剥離，眼窩腫瘤など白血病細胞の浸潤による所見が認められる．その確定診断は，血液，骨髄検査によって行われる．

　細菌性心内膜炎は，心臓の内膜や弁膜に病原体が感染する疾患であり，先天性心疾患，心臓弁膜症，人工弁置換患者に好発しやすい．眼底には，Roth斑，網膜出血，軟性白斑，時に網膜動脈閉塞が認められる．心臓疾患の既往があり発熱が数日以上持続する場合は本症を疑い，血液培養，心エコーを行う必要がある．

Q2 Answer　貧血網膜症

　貧血は，循環する赤血球数が少ない，あるいは血中のヘモグロビン濃度が低い状態（成人男性13g/dl，女性12g/dl，老人11g/dl以下）である．眼底には，Roth斑，網膜色調の蒼白，網膜出血，軟性白斑，硬性白斑，静脈の拡張蛇行，時に網膜中心静脈閉塞症を合併する．血液検査により貧血を見つけたら，まず貧血の原因を明らかにした上で適切な治療法を選択する．鉄欠乏性貧血なら鉄剤投与，悪性貧血ならビタミンB_{12}，葉酸の投与，再生不良性貧血では，原因の検索，免疫抑制療法，骨髄移植，貧血が強い時には輸血が必要となることもある．また悪性腫瘍，胃潰瘍などによる2次性貧血の可能性も念頭におく必要があり，本症例では，子宮筋腫が見つかった．摘出手術により貧血は是正され，それに伴い眼底所見もすみやかに改善された．

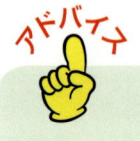

> **アドバイス**
> Roth斑を見つけた時は，原因を明らかにした上で適切な治療を行う必要がある．貧血や細菌性心内膜炎では，病態の治療により眼底所見はすみやかに改善をする．また抗癌剤の開発や骨髄移植により白血病の予後も良好となってきている．

症例 30

83歳, 女性
主　訴　右眼の視力低下を自覚し当院を受診.
既往歴　特記すべきことなし.
家族歴　特記すべきことなし.

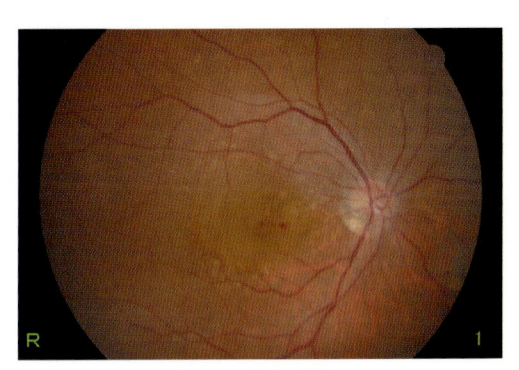

図1　眼底写真

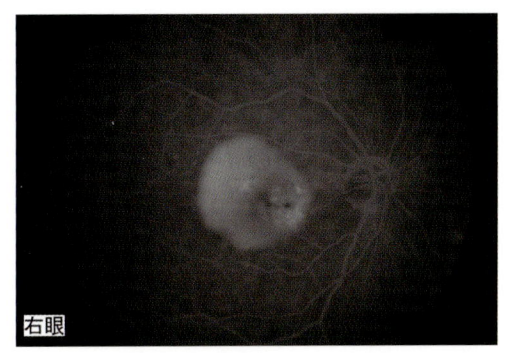

図2　蛍光造影（FA）所見

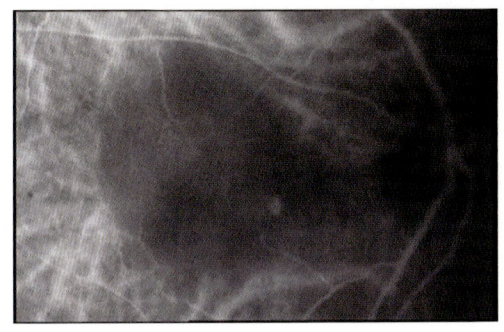

図3　蛍光造影（IA）所見

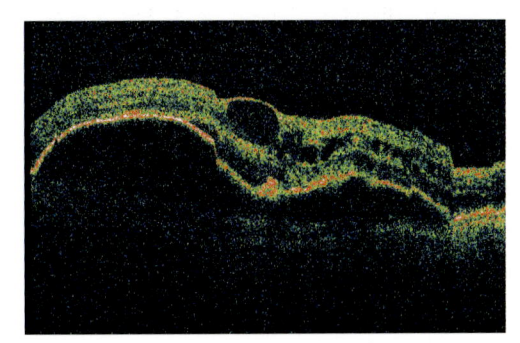

図4　光干渉断層計（OCT）所見

Question 1　視力低下の原因となっている病態を述べよ.

Question 2　治療方針は？

Q1 Answer　網膜血管腫状増殖（retinal angiomatous proliferation：RAP）

　網膜血管腫状増殖（RAP）は，Yannuzziらによって提唱された疾患概念である．滲出型AMD（age-related macular degeneration：AMD）に分類されるが，新生血管は脈絡膜由来でなく，網膜由来のものが最終的に脈絡膜新生血管と吻合するとされている．Stage1は網膜内新生血管，Stage2は網膜内新生血管が下方に伸展し，網膜下新生血管を伴うもので，網膜色素上皮剝離（pigment epithelial detachment：PED）を伴わない場合と伴う場合がある．Stage3はさらに伸展し脈絡膜新生血管（choroidal neovascularization：CNV）を伴う場合である．RAPの頻度は日本人に少なく，滲出型AMDの約5％程度を占めるのみである．

　症例の眼底写真では，網膜内出血，PED，ドルーゼン（図1），FAでは，PEDへの蛍光貯留と網膜内出血による蛍光ブロックが認められる（図2）．IAでは，PEDによる低蛍光領域と網膜内新生血管から旺盛な漏出（hot spot），網膜動静脈を短絡する新生血管（retinal-retinal anastomosis：RRA）（図3），OCTでは網膜浮腫，PED，高輝度な新生血管が認められる（図4）．

Q2 Answer　抗VEGF薬とPDTの併用療法

　RAPは，滲出型加齢黄斑変性の中でも特に治療に抵抗性を示す疾患である．治療開始にあたり，診断を正確に行い病期がどの時期にあたるのかを把握する必要性がある．現在確立した治療法はないが，Stage1では抗VEGF薬硝子体内注射を第1選択とし，Stage2以降では抗VEGF薬硝子体内注射と光線力学的療法（photodynamic therapy：PDT）の併用療法が有効であると考えられる．また硝子体手術でRRAを切断すると，術後早期から滲出性変化を改善することができる．しかし，術後に再発する症例が比較的多いことより適応を慎重に決める必要がある．本症例には抗VEGF薬硝子体内注射とPDTの併用療法を行った．

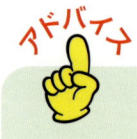

> RAPの頻度は少ないが，進行が早く両眼性に生じる可能性も高い．特にドルーゼンが多発している高齢者においては，見逃さないよう注意深い観察が必要である．

症例 31

76歳，女性
主　訴｜右眼の視力低下，変視を自覚し当科を受診．
既往歴｜特記すべきことなし．
家族歴｜特記すべきことなし．

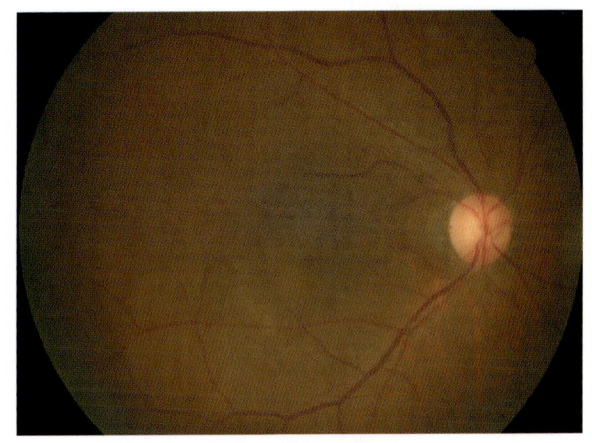

図1　眼底写真

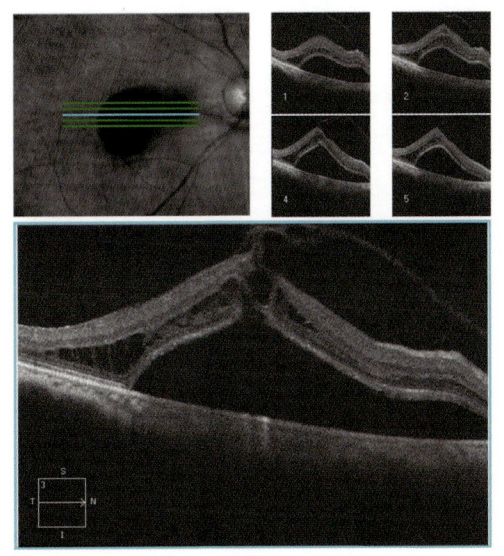

図2　光干渉断層計（OCT）所見

Question 1　視力低下，変視の原因となっている病態を述べよ．

Question 2　治療方針は？

Q1 Answer　黄斑硝子体牽引症候群（macular vitreous traction syndrome）

　網膜硝子体界面症候群は，網膜と硝子体の境界を病変とする疾患の総称で，疾患には黄斑前膜，黄斑円孔，偽黄斑円孔，黄斑硝子体牽引症候群などが挙げられる．硝子体皮質が黄斑で接着しその周囲で網膜から剥離を起こすと，中心窩が慢性的に牽引され網膜剥離を生じる．この状態を黄斑硝子体牽引症候群と呼ぶ．また牽引性網膜剥離に嚢胞様浮腫を合併することも多い．検眼鏡検査では病態の把握は難しく，近年光干渉断層計（OCT）の登場により詳細な病態把握が容易となった．症例のOCT画像では，硝子体皮質は中心窩の鼻側で網膜から剥離しており，中心窩が前方へ強く牽引されている．また牽引性網膜剥離，嚢胞様浮腫，外網状層に網膜分離とミュラー細胞と考えられる柱状構造も認められる（図2）．

Q2 Answer　硝子体手術

　黄斑硝子体牽引症候群における手術療法は，視力低下を回復させることと，変視症を改善することを目的として行われる．視力低下に関しては発症および進行が比較的緩徐な疾患であるため，早期から患者が自覚することは少ない．しかし過去の報告では，術前の視力が術後の視力と相関するといわれているので，術後視機能の向上が望める時期にすみやかに手術に踏み切るべきであると考えられる．また黄斑硝子体牽引症候群のおける硝子体の牽引は，水平方向だけでなく前後方向にもかかるため，視細胞の配列が乱れ変視を自覚することが多い．

　変視は視力低下と必ずしも相関するわけではなく，0.7以上の視力が良好な症例でも変視を自覚することがある．変視症が患者の日常生活に大きく影響を及ぼす場合は，視力に関係なく硝子体手術の適応となり得ると考えられる．また変視の評価は，Amsler chartやM-chartを用いて定量的に判断することができる．黄斑硝子体牽引症候群における硝子体手術では，黄斑部の硝子体剥離は完全に生じていないため，硝子体カッターの吸引圧をあげすぎたり，強引に後部硝子体剥離を作成したりすると黄斑円孔を生じる危険性がある．黄斑円孔が生じた場合は，ガスタンポナーデを併用する．また，有水晶体眼において水晶体を温存した場合，約50％以上で術後白内障を生じるといわれており，高齢者の場合は，同時手術を施行すべきであると考えられる．

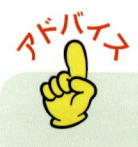

> **アドバイス**
> 硝子体手術にて網膜を損傷することなしに牽引を解除できても，術後黄斑円孔を発症することがあるため，注意深い術後観察が必要となる．

症例 32

79歳，男性

主　訴	近医で加齢黄斑変性を疑われ，精査目的にて当科を紹介受診．
既往歴	特記すべきことなし．
家族歴	特記すべきことなし．

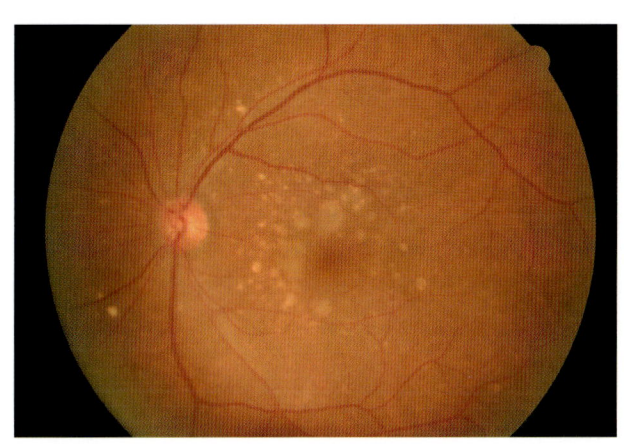

図1　眼底写真

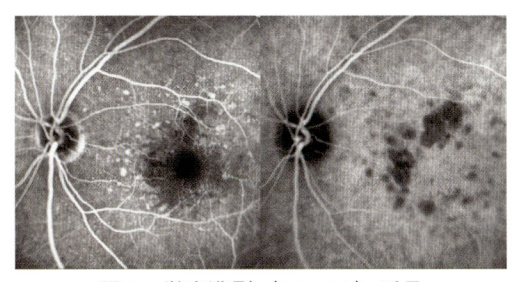

図2　蛍光造影（FA, IA）所見

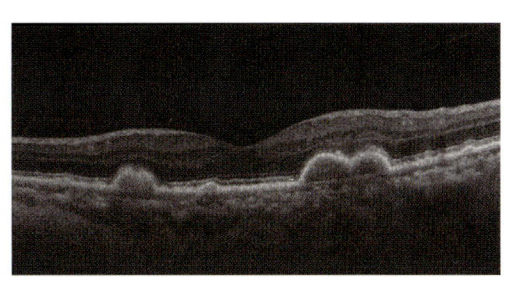

図3　光干渉断層計（OCT）所見

Question 1　所見より得られる病態を述べよ．

Question 2　病態の分類を述べよ．

Q1 Answer　ドルーゼン

　ドルーゼン（drusen）は，加齢変化により眼底にみられる黄白色の小円形隆起病巣を総称したものである．病理学的にはヒアリン様物質が網膜色素上皮（retinal pigment epithelium：RPE）とBruch膜の間に溜まったものである．

　FA検査で多くは過蛍光を示し，蛍光漏出は認めない．IA検査では低蛍光を示すものと過蛍光を示すものもある（図2）．OCTではRPEの隆起として観察され，内部に中等度反射物質がある場合と，ドルーゼン同士が癒合し，漿液性と思われる暗い無反射腔になっている場合があり，網膜色素上皮剥離（pigment epithelial detachment：PED）と区別がつきにくい（図3）．

Q2 Answer　軟性ドルーゼンと硬性ドルーゼン

　ドルーゼンは，軟性ドルーゼン（soft drusen）と硬性ドルーゼン（hard drusen）に分けられる．大きさが63μm以下のものを硬性ドルーゼン，それ以上の大きさのものを軟性ドルーゼンとすることが多い．これはサイズのみの分類で，蓄積物質の性質を表現したものではない．ドルーゼンに対する治療は基本的に必要ないが，軟性ドルーゼンのうち，特に大型，癒合性のもの，色素沈着を伴うものは，脈絡膜新生血管が発生する危険性が高く，注意深い観察が必要となる．

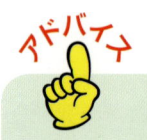

> 軟性ドルーゼンは，滲出型加齢黄斑変性の発症のリスクファクターとされており，Blue Mountains Eye Studyではlarge soft drusenが存在するものは，存在しないものと比較して，約6倍加齢黄斑変性に進行する頻度が高いと報告されている．

症例33

37歳，女性

主 訴 視野異常と視力低下の精査のため近医より紹介された．

所 見 初診時の視力 右 0.1（0.7 × S − 2.25D ＝ C − 1.0D Ax.150°），左 0.1（0.5 × S − 2.25D ＝ C − 1.25D Ax.20°）であった．初診時の眼底・視野を図1，2に示す．

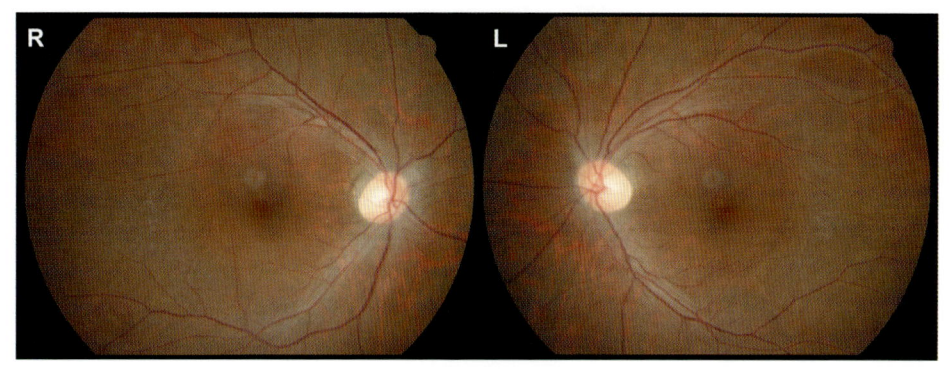

図1 眼底写真

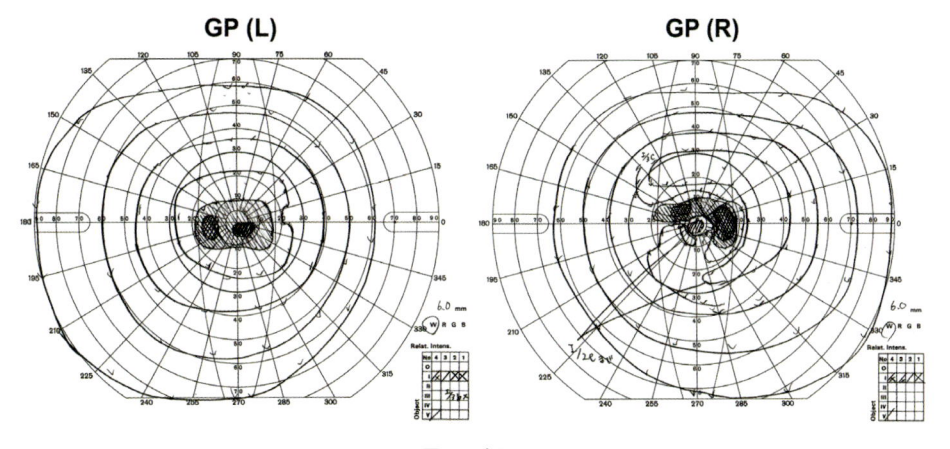

図2 視野

Question 1 鑑別すべき疾患は何か？

Question 2 鑑別に必要な検査は何か？

Q1 Answer　緑内障，網膜色素変性を含む網膜変性

　本症例は近医で緑内障を疑われ，精密検査を目的に紹介された．しかしERGを記録すると正常よりも減弱していたため，網膜変性による視機能障害であると診断された（図3）．
　網膜変性の一部には血管アーケード付近の軽微な変性で始まるものがあり，初期には緑内障に類似の視野変化を示すことがある．眼底所見がはっきりしないために緑内障と誤診されているケースも時折りみられる．

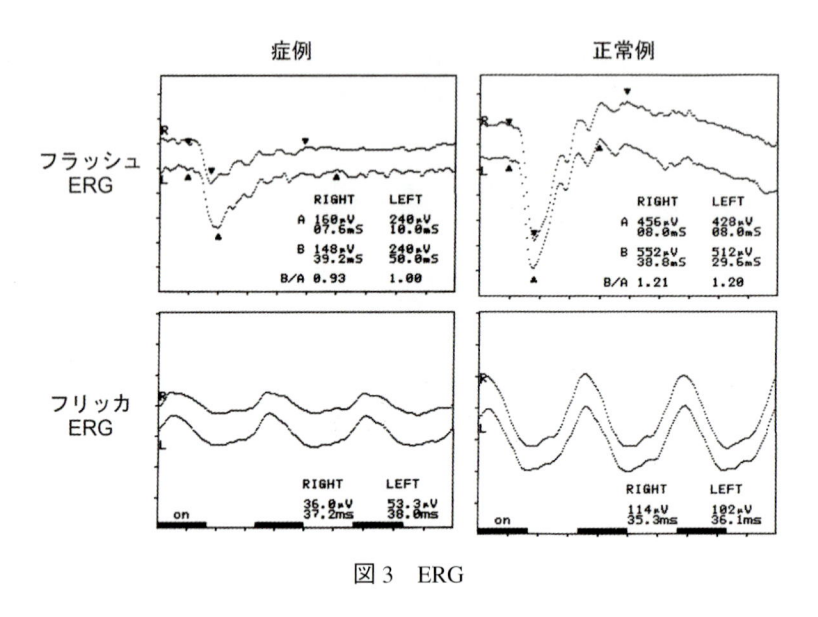

図3　ERG

Q2 Answer　ERG検査，フルオレセイン蛍光眼底造影検査

　このようなケースは散瞳下で眼底を観察することが重要で，ERGの振幅が低下していれば確定診断ができる．フルオレセイン蛍光眼底造影検査では，眼底の網膜変性部は過蛍光を示すので診断が容易である．本症例は薬剤アレルギーの既往があるため，造影検査は施行しなかった．
　本症例のような弓状の視野障害を示す網膜変性は，夜盲や視野狭窄などの自覚症状や，視覚障害の家族歴がないことが多い．このような網膜変性を網膜色素変性の範疇に入れるかどうかには，議論がある．

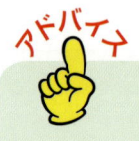

> **アドバイス**
> 網膜色素変性は必ずしも求心性視野狭窄を示すとは限らず，初期には眼底変化が軽微で見逃されることがある．緑内障を疑っても散瞳して網膜もしっかりみよう．

症例 34

51歳，女性
主　訴　数年前から夜盲と視野狭窄を自覚している．
所　見　初診時の視力　右 0.1（0.2×S－3.75D＝C－0.75D Ax.30°），左 0.15（0.2×S－3.5D＝C－0.5D Ax.95°）であった．眼底と視野を図 1，2 に示す．

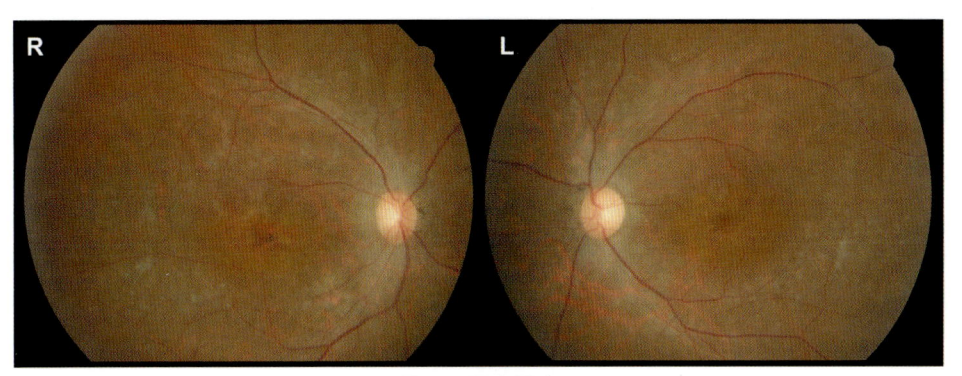

図 1　眼底写真

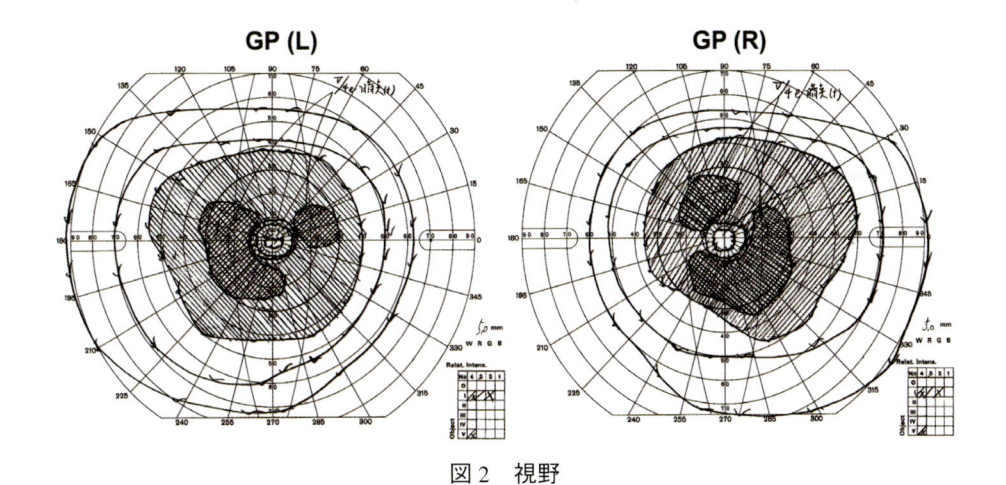

図 2　視野

Question 1　診断は何か．また鑑別すべき疾患は？

Question 2　追加すべき検査は何か？

Q1 Answer　網膜色素変性．鑑別すべき疾患は，腫瘍関連網膜症，自己免疫網膜症

　本症例は眼底に網膜変性が認められ，視野検査で両眼性に大きな輪状暗点があることから，網膜色素変性が最も考えられた．患者は長年，学校の教師を務めていたが，40歳代前半まで視覚障害はまったく自覚しなかったということから，中年以降に発症して比較的進行が早いものと思われる．眼底は血管アーケード付近の網膜色素上皮に変性があるが，色素沈着は少なく，縮瞳下では網膜変性を見落としそうである．

Q2 Answer　ERG検査，OCT検査，全身検査（内科受診），血清中抗リカバリン抗体の測定

　ERGを記録すると振幅は著しく減弱し（図3），フルオレセイン蛍光眼底造影検査を行うと網膜色素上皮の変性部は window defect による過蛍光を示した．暗順応検査を行うと著しい暗順応障害が証明され（図4），OCT検査の結果では，外顆粒層の菲薄化が著しく，IS/OSラインは消失していた（図5）．

　このようなタイプの網膜色素変性は黄斑部に標的黄斑症を合併することがあり，その場合は視力低下の進行が早い．輪状暗点の中央部は比較的早く狭窄し，末期には大きな中心暗点となる．ERGは杆体系の反応が早期から著しく低下するが，錐体系ERGは比較的温存される．フラッシュERGは特にb波の振幅低下が著しい（図3）．

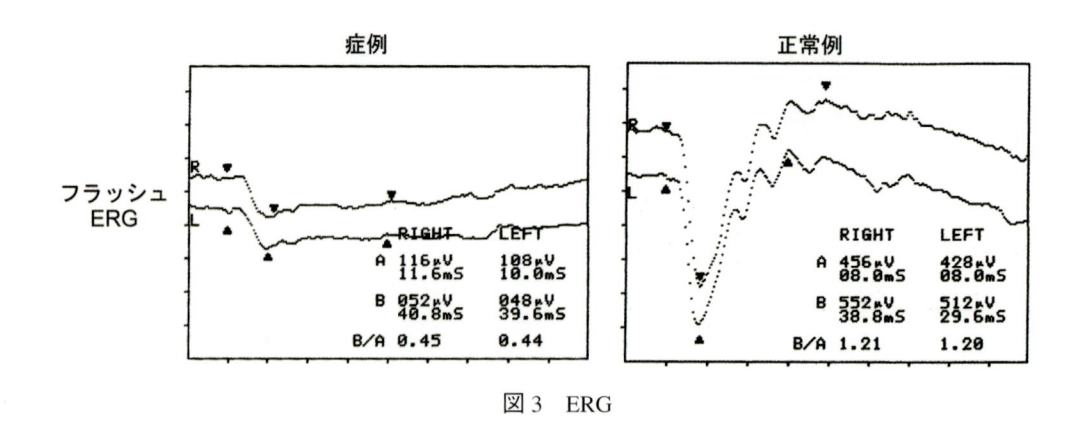

図3　ERG

中高年に発症して比較的進行の早い網膜変性をみた場合，網膜色素変性のほか，稀な疾患ではあるが，腫瘍関連網膜症や自己免疫網膜症を考える必要がある．腫瘍関連網膜症とは，肺がん，悪性黒色腫などに伴う網膜変性で，全身症状よりも先に視覚症状が発症することがあり，注意が必要である．自己免疫網膜症は網膜自己抗体による網膜変性で，血清中抗リカバリン抗体が陽性であれば診断できるが，陽性率は低い．

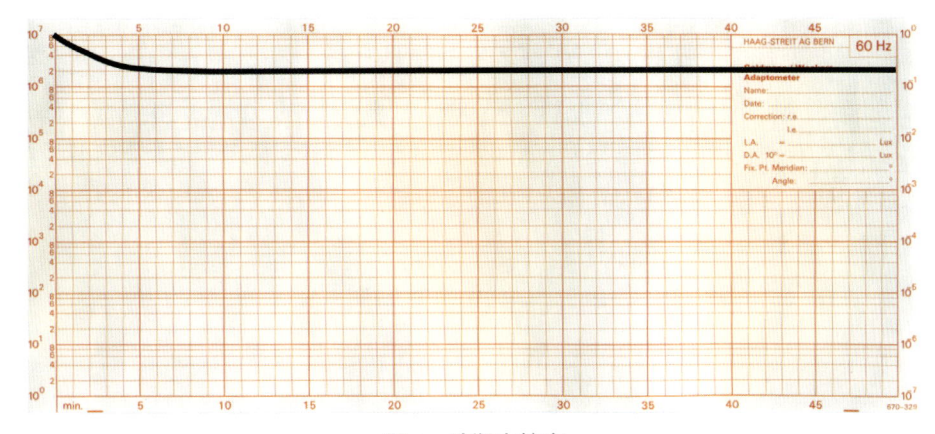

図4　暗順応検査

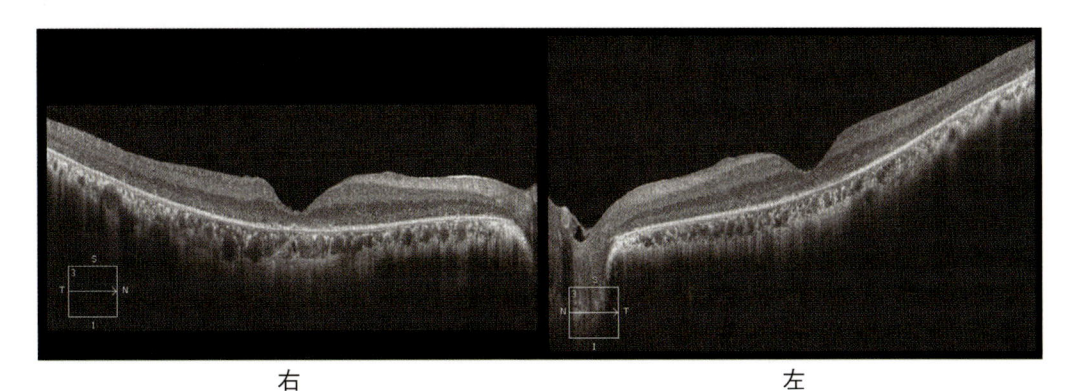

図5　OCT検査

■ トピックス　網膜色素変性のいろいろ

　定型的網膜色素変性（retinitis pigmentosa：RP）は，「骨小体様色素沈着」「網膜血管の狭細化」「視神経乳頭の蒼白化」を特徴とし，ERG は早期から反応が消失し，視野検査では求心性視野狭窄を示す．しかし臨床的には，定型的 RP は全 RP 中の 6 割程度で，残りは症例 33 のように弓状暗点を示すもの，症例 34 のように輪状暗点を示すもの，さらにそれが進行して後極部全体に変性を示すもの（後極型 RP），周辺の変性に加えて黄斑変性を伴っているもの，血管の周囲に変性が強いもの（傍血管型 RP）などである．ただし，これらはすべて RP としてよいかどうかには議論がある．

　遺伝型には常染色体優性遺伝（AD），常染色体劣性遺伝（AR），性染色体劣性遺伝（XR）などがあるが，孤発例も多い．しかし近年は核家族化が進んで家系の詳細が不明なことが多いため，孤発例と思われる症例の中には AR のものが多く混在している可能性がある．そこには明らかでない先代以前の血族結婚が関与しているのかもしれない．なお XR 型と AR 型の鑑別は難しく，詳細な家族歴の聴取と診察が必要である．

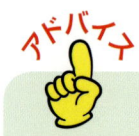

> **アドバイス**　中年以降に発症して比較的進行の早い網膜色素変性は存在する．しかし腫瘍関連網膜症や自己免疫網膜症も頭の片隅においておく．

症例 35

49歳，男性

主訴 半年前から左眼の視力低下を自覚した．

所見 初診時の視力は右 0.3（0.7×S＋3.5D＝C－6.0D Ax.35°），左 0.02（0.06×S＋4.0D＝C－2.75D Ax.135°）であった．眼底，OCT，フォトケラトスコープ（PKS）の結果を図1〜3に示す．

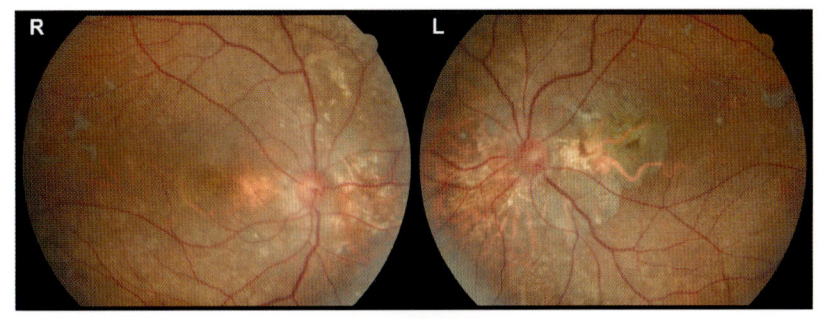

図1 眼底写真
(「眼科診療クオリファイ 14　網膜機能検査 A to Z」中山書店 より転載)

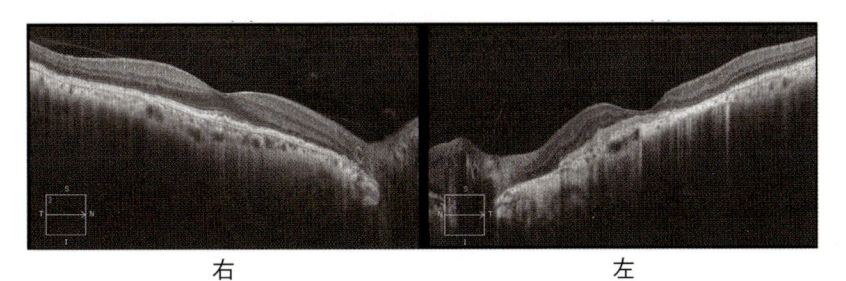

図2 OCT 検査

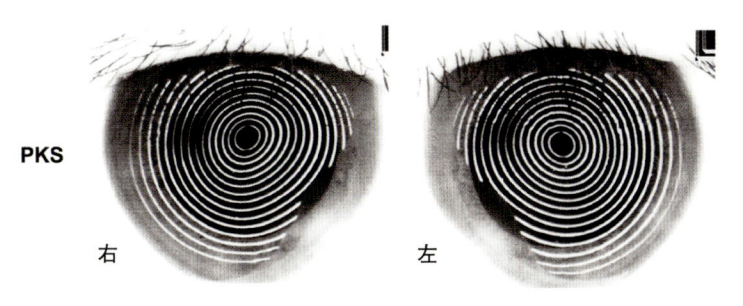

図3 フォトケラトスコープ（PKS）

Question 1 鑑別すべき疾患は何か？

Question 2 確定診断のために追加すべき検査は何か？

Q1 Answer　風疹網膜症，網膜色素線条，コロイデレミア，網膜色素変性

40歳代男性に発症した片眼性の視力低下である．眼底は両眼とも網膜色素上皮に変性があり，左眼は中心窩下に異常血管を認める．網膜血管は比較的良好である．このような眼底所見を示す疾患としては，風疹網膜症，網膜色素線条，コロイデレミア（☞トピックス），網膜色素変性（☞症例34）などが挙げられ，中でも風疹網膜症と網膜色素線条は脈絡膜新生血管を発症することが報告されている．

Q2 Answer　視野検査，ERG検査，フルオレセイン蛍光眼底造影検査，風疹抗体価の測定

本症例では求心性視野狭窄はなくERG反応は良好であったので，まずコロイデレミアと網膜色素変性は否定された（図4, 5）．次にフルオレセイン蛍光眼底造影検査を行うと，網膜色素上皮の変性による顆粒状の過蛍光があるものの網膜色素線条を思わせる線状の過蛍光はなく，左眼には中心窩下新生血管に伴う過蛍光が認められた（図6）．風疹抗体価を測定すると上昇していた．以上の所見より，本症例は中心窩下脈絡膜新生血管を合併した風疹網膜症と診断した．本症例には円錐角膜を合併しているが，過去に同様の症例報告がある．

本症例は初診後13年間経過観察しているが，幸い右眼には明らかな網膜下新生血管は発生しなかった．

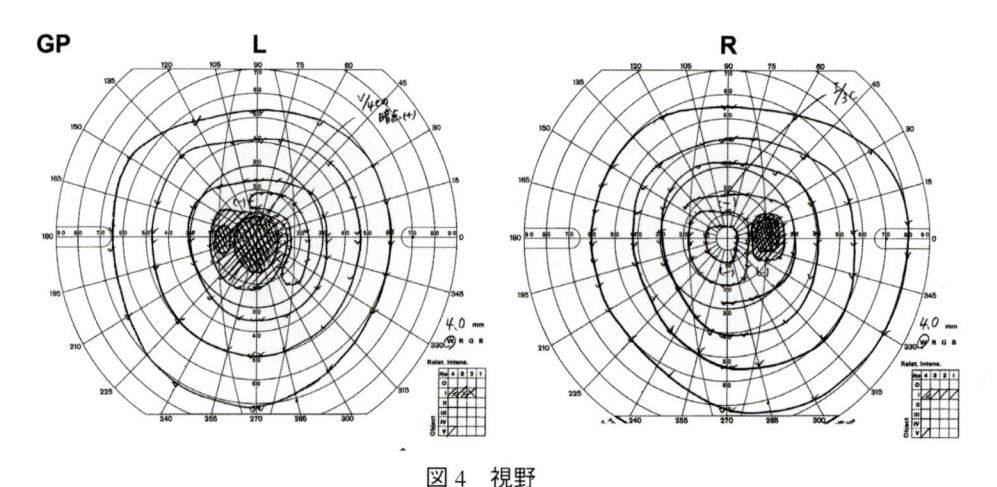

図4　視野
（「眼科診療クオリファイ14　網膜機能検査AtoZ」中山書店より転載）

フラッシュERG

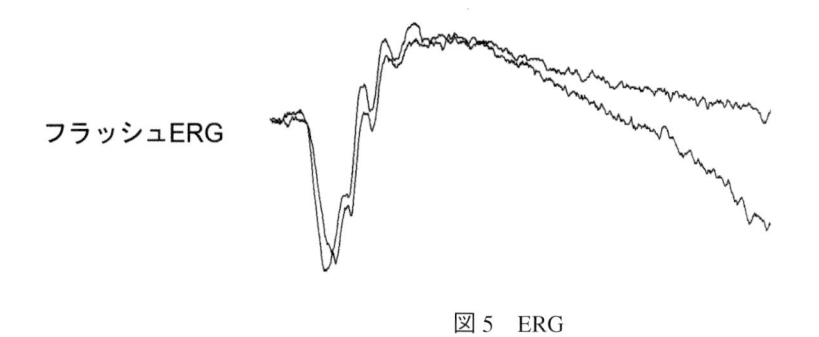

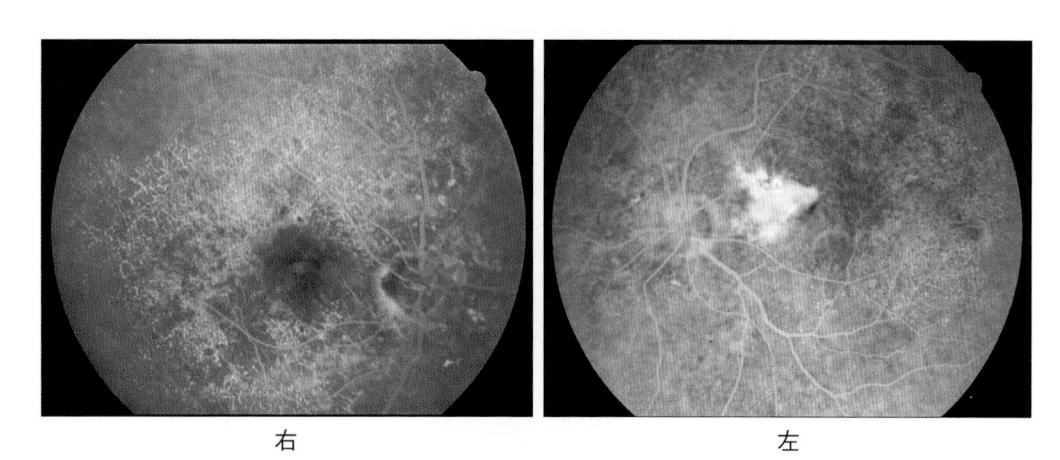

図5 ERG

右　　　　　　　　　　　　　　　左
図6 フルオレセイン蛍光眼底造影検査

トピックス　コロイデレミアとそのキャリア

　コロイデレミアは脈絡膜の萎縮を特徴とする遺伝性網膜変性疾患である．遺伝形式は性染色体劣性遺伝（XR）を示し，男性に発症する．罹患男性は進行性の視野狭窄，視力低下を示す．キャリアの女性にも網膜変性を示すことがあるが，自覚症状が乏しく，ERGや視野の変化は軽度である．

　図7に，コロイデレミア患者の眼底（a），キャリアの眼底（b），その家系図（c）を呈示する．

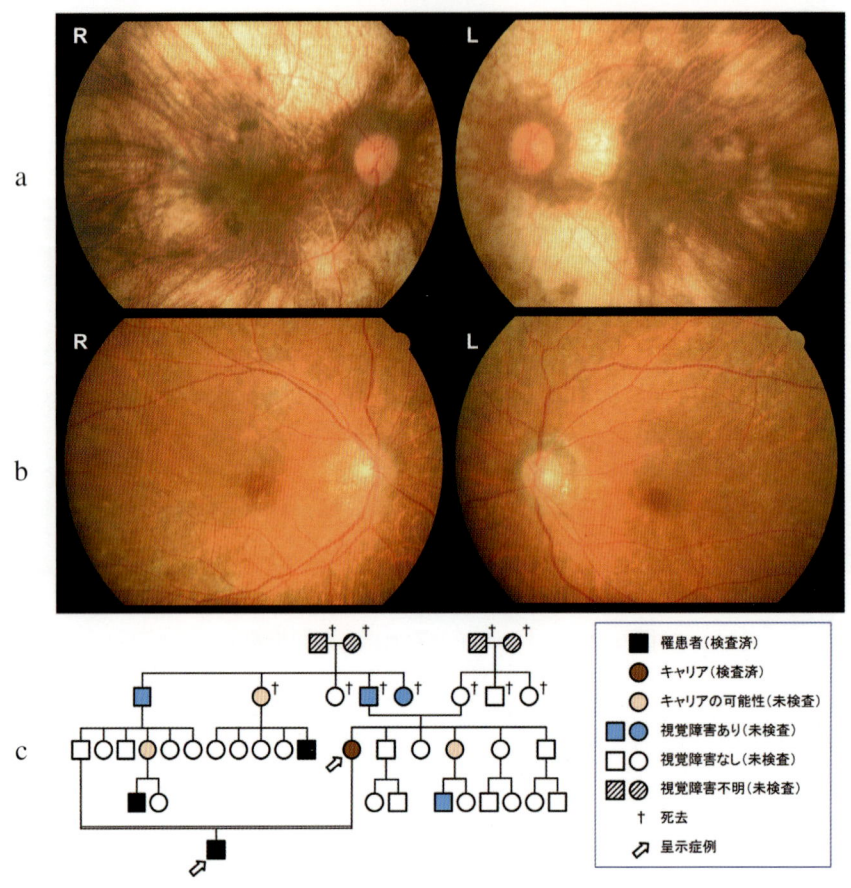

図7　コロイデレミアとそのキャリア

アドバイス

　ウイルス性ぶどう膜炎の瘢痕期には，網膜色素上皮に強い変性を残すことがある．これは時に網膜色素変性との鑑別が問題になる場合があるが，網膜血管の狭細化がなく，視野とERGが比較的良好である場合には，網膜色素変性ではなくウイルス性ぶどう膜炎による網膜色素上皮変性の可能性を考えよう．

症例 36

34歳, 女性

主　訴　X年3月10日から左眼の視力が急に低下した.

既往歴　I型糖尿病で18歳時よりインスリンを使用している.

所　見　初診時の視力　右0.2（1.2×S－3.75D＝C－0.5D Ax.160°），左0.1（0.15×S－3.5D＝C－0.5D Ax.180°），中心フリッカ値は右48Hz, 左34Hzであった. 初診時の眼底と視野を図1, 2に示す.

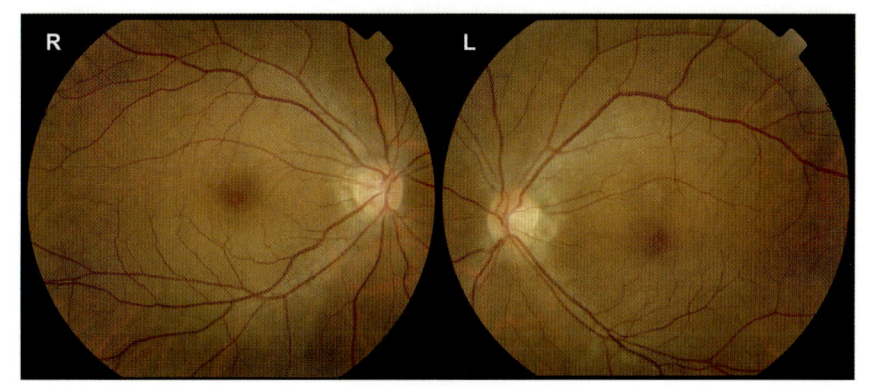

図1　眼底写真

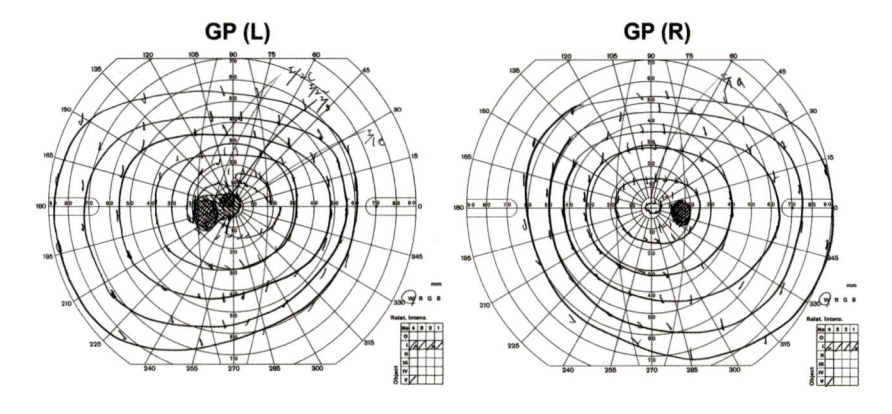

図2　視野

Question 1　鑑別すべき疾患は何か？

Question 2　鑑別に必要な検査は何か？

Q1 Answer　球後視神経炎と AZOOR

若年から中年の男女に急性に発症した片眼性の視力低下で，眼底が正常な場合には，球後視神経炎と AZOOR（acute zonal occult outer retinopathy）の鑑別が問題となる．

Q2 Answer　頭部・視神経 MRI，多局所 ERG

本症例はまず頭蓋内・視神経の MRI を撮像したが異常がなく，そこで多局所 ERG を記録すると左眼の暗点に一致して応答密度が低下していたので AZOOR と診断した（図3）．

AZOOR は 20 〜 40 歳代に好発し，急性に発症する片眼性の視野の暗点を特徴とする．視野異常が中央に及ぶと視力が低下する．眼底は正常であることが多いため，視神経疾患との鑑別が問題となる．

AZOOR は網膜の局所的な機能障害である．OCT で異常を示すこともあるが，正常であることも多い．原因は不明で，確立された治療法はない．

暗点はゆっくりと改善することが多いが完全に回復することは少ない．一部の症例で経過中に網膜変性をきたすことがある．

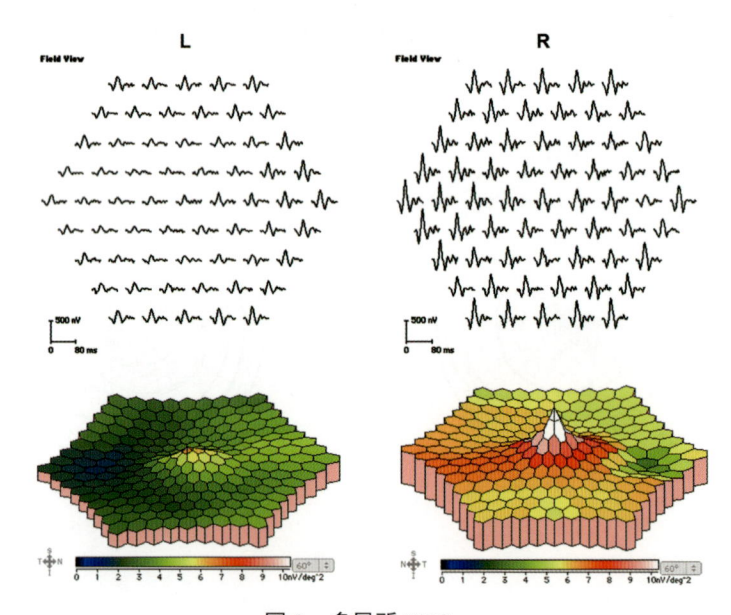

図3　多局所 ERG

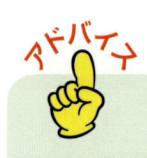

> アドバイス
> 若い男女に急性に発症する視野異常は，頻度からは，やはりまず視神経炎を疑う．しかし網膜の検査も忘れないで！

症例 37

65歳，男性

主　訴	両眼の視力低下．
既往歴	特記すべきことなし．
家族歴	特記すべきことなし．
現病歴	4か月前から両眼に飛蚊症，2か月前から両眼のかすみが変動性を伴って出現し，近医を受診．ステロイド点眼薬で経過を診ていたが，改善みられず，当院紹介受診．自覚症状の著明な悪化はなし．
初診時所見	矯正視力：両眼 1.2，眼圧：右眼 21mmHg，左眼 21mmHg．

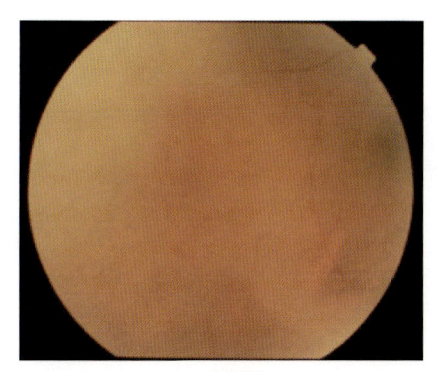

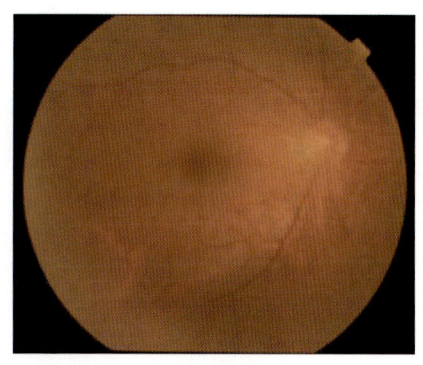

a. 耳側　　　　　　　　b. 後極

図1　右眼底写真

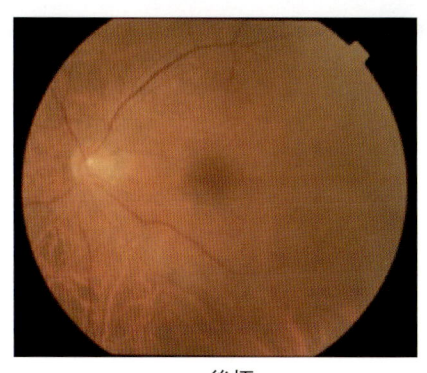

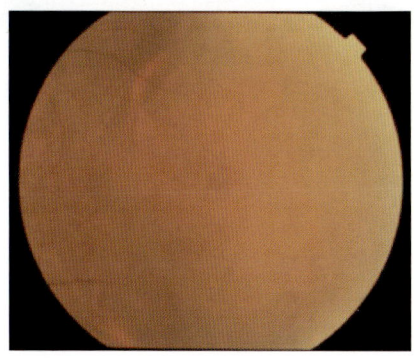

a. 後極　　　　　　　　b. 耳側

図2　左眼底写真

Question 1 最も考えられる疾患は？

Question 2 今後の治療方針は？

92　ANSWER

a. 耳側　　　　　　　　　　　　　　b. 後極

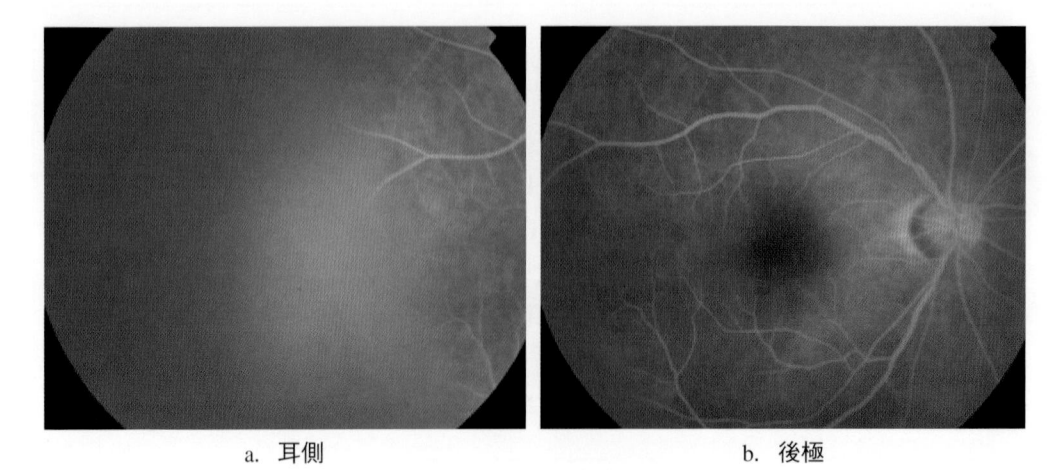

図3　右蛍光眼底写真

a. 後極　　　　　　　　　　　　　　b. 耳側

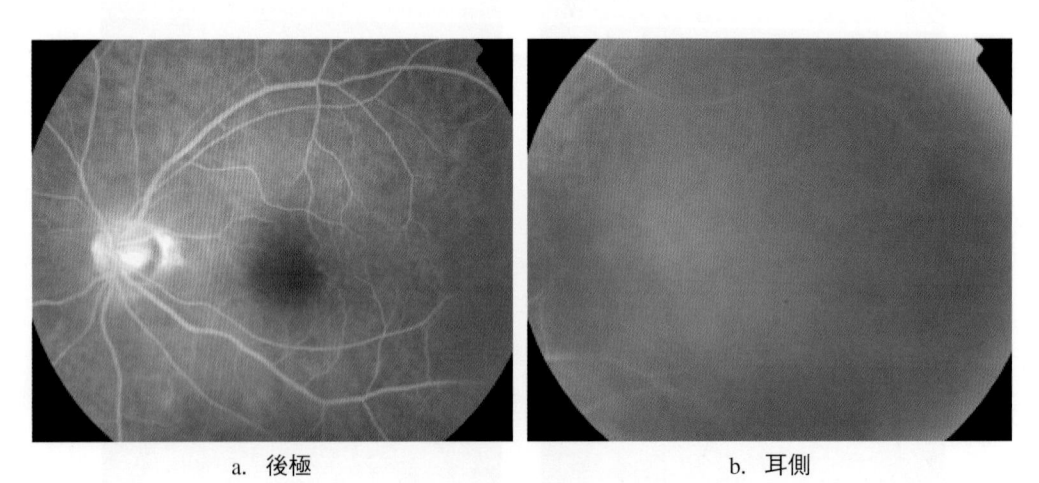

図4　左蛍光眼底写真

Q1 Answer　眼原発性悪性リンパ腫

　雪玉状混濁を形成する肉芽腫性炎症像でなく，非肉芽腫性の高度な硝子体混濁や副腎皮質ステロイド薬に抵抗性，硝子体混濁のわりに，蛍光眼底造影検査にて軽微な網膜血管炎所見といった所見より，眼内悪性リンパ腫が疑われる．

　鑑別疾患には，非肉芽腫性の硝子体混濁と網脈絡膜浸潤病巣を併発する内眼炎疾患であり，ベーチェット病，真菌性眼内炎，眼トキソプラズマ症，結核性ぶどう膜炎などが挙げられる．

　眼内リンパ腫は隆起性病変を形成することは稀で，硝子体混濁や網膜下浸潤病巣といった所見が一般的である．本症例のように眼内病巣が原発である場合，積極的に診断的硝子体手術を行わなければ疾患の早期診断は難しい．

　本症例では認めなかったが，眼内悪性リンパ腫においてみられる角膜後面沈着物にはとげとげした印象がある．硝子体混濁は上記のように特徴的で，比較的大きな粒子が集塊を形成することなく密に集積し，ベール状あるいはオーロラ状の硝子体混濁と呼ばれる．本症例では，眼底周辺部に強い混濁を認めたが，硝子体混濁は硝子体腔中にびまん性であることが多い．

Q2 Answer

　一般的な採血検査やMRIなどの画像検査では疾患を確定できない．診断には，眼内組織の生検が不可欠である．

　硝子体手術にて，硝子体腔に浸潤した細胞を採取する．サイトカイン濃度測定には，濃度が希釈しないように灌流液を流入させずに硝子体液を採取する．病理細胞診には，灌流下に採取した硝子体サンプルを遠心分離し，得られた細胞を用いる．

　病理細胞診；クラスⅣ以上であれば確定的．クラスⅢは，臨床像と併せて診断．なお，病理細胞診にて悪性であればCD20染色を依頼し，B細胞性を確認．
サイトカイン濃度；IL－10／IL－6＞1
モノクローナリティーの検査；PCR法もしくはフローサイトメトリー法にて証明．

　その後，悪性リンパ腫と判明すれば，化学療法が開始され，全身点滴療法，および抗癌剤メトトレキサート（Methotrexate：MTX）硝子体注射にて，治療を行う．血液内科と共観が望ましい．

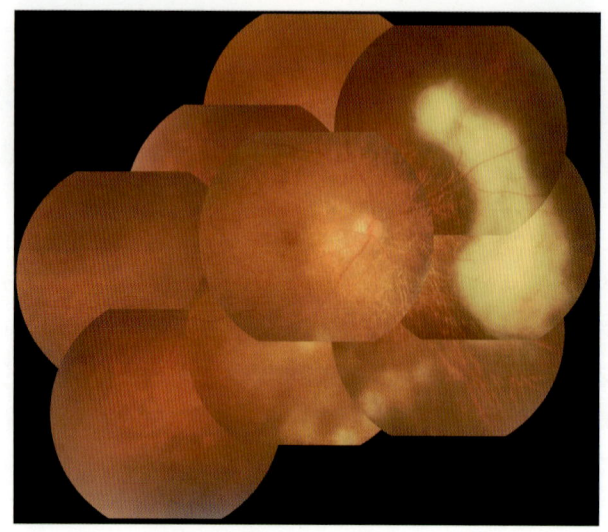

図5 網膜下腫瘤を認めた悪性リンパ腫症例

補足

今回の症例では，網膜下腫瘤は認められず，硝子体混濁のみであったが，図5のように，硝子体混濁に加えて，腫瘤病変を認める場合もある．このような所見はより悪性リンパ腫を疑わせるものであり，早期の対応が必要である．ただ，網膜下病変の有無と中枢への転移については，現在のところ関連性は明らかではない．

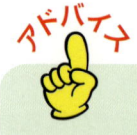

アドバイス

従来稀な疾患と考えられてきたが，近年その報告は増加傾向にある．硝子体手術技術の進歩や診断方法の改良によって眼科で診断されるようになり，今後も症例の増加が見込まれる．眼原発性悪性リンパ腫は，単なる硝子体混濁として扱われ，診断に至るまでに時間がかかることが多く，その間に腫瘍が脳転移することもある．頭蓋内病変の増大によって，運動障害，意識障害が高度となった場合は，死の転帰をとり得る．

症例 38

67歳，女性

主訴 1週間前より左眼に飛蚊症が出現し，その後霧視も伴ってきたため当院受診となった．

既往・家族歴 特になし．

所見 臨床検査ではACE（angiotensin converting enzyme），γGTP，ALTが上昇していた．さらに胸部X線写真にて両側肺門リンパ節腫脹を疑い，CT検査を施行した．圧痛やかゆみを伴わない皮疹を認めたため，皮膚科で生検の結果非乾酪性肉芽腫を認めた．
右矯正視力（1.0），右眼圧17mmHg，左矯正視力（0.6），左眼圧15mmHg，前房炎症は1＋，白内障はEmery-Little分類grade 2，隅角にはテント状PASを認め，肉芽腫性ぶどう膜炎と診断できた．隅角・眼底所見（蛍光造影剤眼底撮影所見も）・OCT（光干渉断層撮影検査）を供覧する．

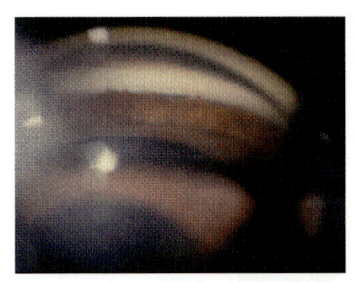

図1

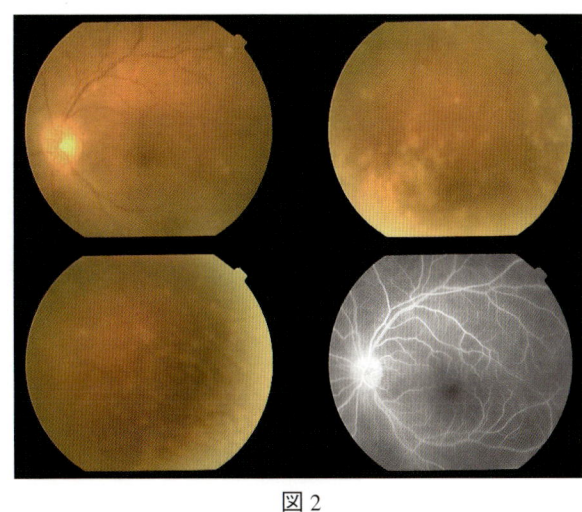

図2

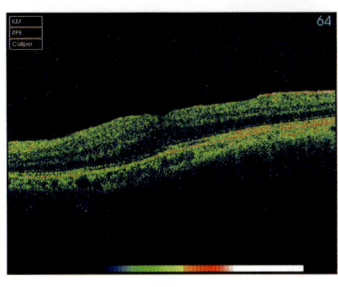

図3

Question 1 考えられる疾患は？

Question 2 必ず追加する検査を1つ挙げよ．

Question 3 本疾患での治療は？

Q1 Answer　サルコイドーシス（内眼炎）

　サルコイドーシスは，眼合併症を認める特発性非感染性肉芽腫性疾患であり，原因は未だ不明である．サルコイドーシスでは肉芽腫を形成するが，その肉芽腫は類上皮細胞を主体としてリンパ球などから形成される．組織でそれらの構造が特定されれば診断が可能である．肺における肉芽腫はリンパ管に沿って分布し，肺門部に多く存在するリンパ節周囲が腫大するので胸部X線写真上に特異的な肺門部リンパ節腫脹（BHL）というものが認められる．気管支肺胞洗浄によるCD4/CD8T細胞比（3.5以上）の確認などの特異的な検査所見などから診断することができる．

　眼所見として，前眼部では角膜後面に豚脂様角膜後面沈着物や虹彩の結節（Koeppe, Busacca）があり，隅角には結節によって形成されたテント状周辺虹彩前癒着が存在する．網膜では血管周囲（特に静脈）炎を発症する．また網膜に滲出斑を形成し，初期の滲出斑は柔らかい溶けた蝋のようであり，病後期にはレーザー光凝固斑のような網膜萎縮病巣になる．硝子体腔内には，雪玉のような硝子体混濁が認められ，これらがつながり，真珠のネックレス様に観察できる．これらがサルコイドーシス内眼炎においては特徴的な所見である．

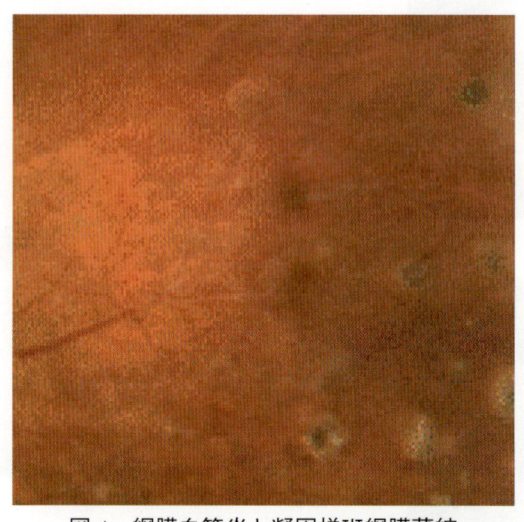

図4　網膜血管炎と凝固様斑網膜萎縮

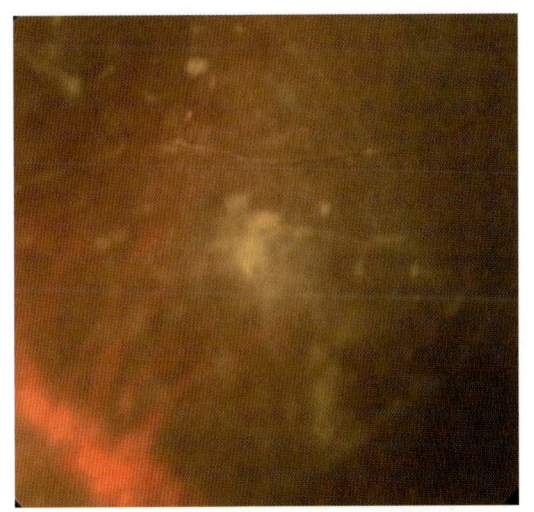

図5 血管の白鞘化と網膜血管炎と新しい肉芽性変化

Q2 Answer　ツベルクリン反応

結核菌感染を判別する検査である．結核菌に感染した場合は，この抗原に対して陽性反応が起きる．皮内注射で行われる．サルコイドーシスでは，ツベルクリン反応が陰転化する．

Q3 Answer

現在までにサルコイドーシス内眼炎に対する治療はステロイドなどの抗炎症剤内服治療やテノン嚢下注射などの薬剤局所投与を選択されてきた．その中で，手術治療はステロイドに対する反応が乏しい症例や，炎症反応により黄斑前膜・黄斑浮腫が形成された症例に選択されてきた背景がある[1]．我々は，比較的早期より急性期のサルコイドーシス内眼炎に対して手術を施行している．

その理由は早期に炎症性物質を眼外へ除去するというコンセプトである．実際，急性期炎症で得られた硝子体サンプルでは急性期の炎症性サイトカインが上昇しており，ステロイド治療が奏功せず黄斑浮腫を合併している症例では，血管透過性を亢進するサイトカインが増加していることを報告している[2]．さらには，硝子体細胞を解析することで，サルコイドーシス内眼炎に特異的な細胞分画を発見した[3]．

参考文献

1) Kiryu J, et al.: Pars plana vitrectomy for cystoid macular edema secondary to sarcoid uveitis. Ophthalmology 108: 1140-1144, 2001.
2) Nagata K, et al.: Simultaneous analysis of multiple cytokines in the vitreous of patients with sarcoid uveitis. Invest Ophthalmol Vis Sci 53: 3827-3833, 2012.
3) Kojima K, et al.: The CD4/CD8 ratio in vitreous fluid is of high diagnostic value in sarcoidosis. Ophthalmology 119: 2386-2392, 2012.

トピックス　サルコイドーシス内眼炎の新規診断法

　我々はサルコイドーシス内眼炎における硝子体液を解析した結果，CD4/CD8 が 3.5 以上であるならば，サルコイドーシス内眼炎を診断することが可能であることを報告してきた．今後は原因不明のぶどう膜炎を手術した際には硝子体フローサイトメトリーを施行し，サルコイドーシス内眼炎であるかどうかを確認することができる．

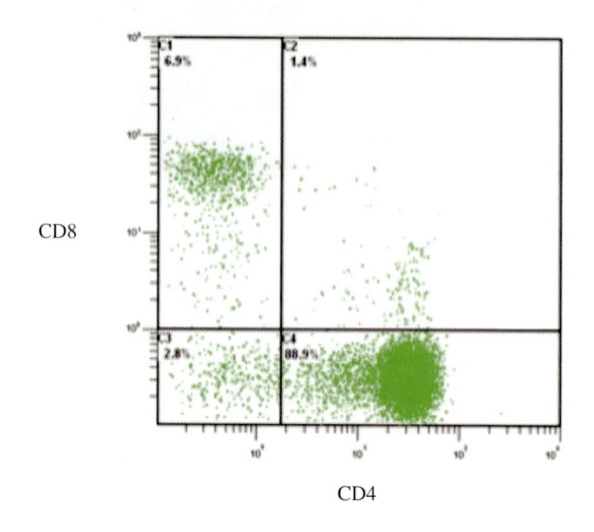

図6　サルコイドーシス内眼炎における硝子体液典型例の硝子体解析結果

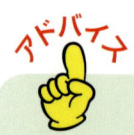

> サルコイドーシス内眼炎にて硝子体手術を施行するメリットは，①現在まで判明していなかった硝子体内の種々のサイトカイン濃度やその動態と臨床所見との関連性，②他科の臨床検査などでは確定診断がつかないが，眼科所見的にはサルコイドーシスと考えることが可能な病態において，硝子体細胞分画を検査することでサルコイドーシス内眼炎と推察でき，治療に応用できることである．

症例 39

72歳，女性
主　訴　左眼充血，眼痛．
既往歴　特記事項なし．
家族歴　姉が関節リウマチ．
現病歴　3か月前から左眼の充血，眼痛を自覚し近医受診．左眼の強膜炎と診断され，点眼開始するも改善ないため当院受診．1か月前から下肢関節痛も自覚している．

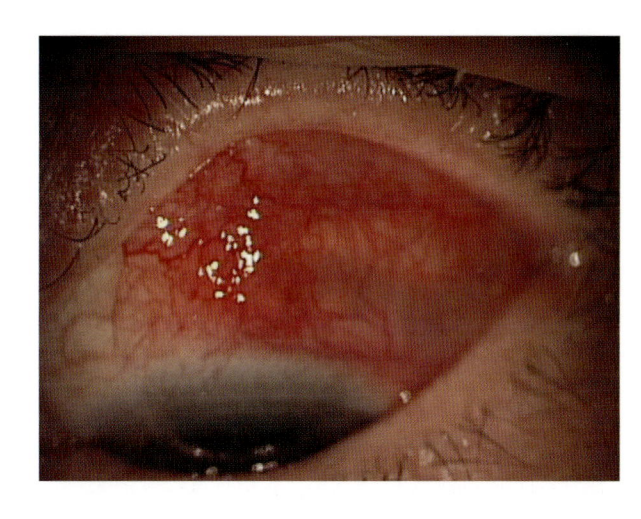

図1　初診時の前眼部写真
左眼上方から耳側にかけて著明な充血を認め，菲薄化した強膜が観察される．

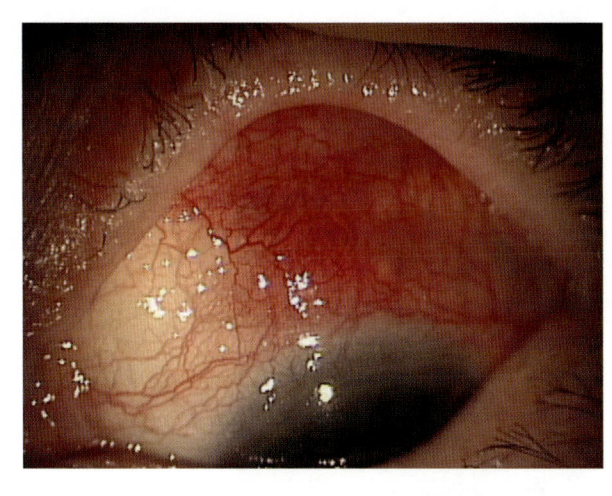

図2　治療開始1週間後の前眼部写真
副腎皮質ステロイド（ベタメタゾン）の頻回点眼を開始するも充血が残存している．

Question 1　診断名は？

Question 2　治療方針は？

Q1 Answer　壊死性強膜炎

　本症例は，眼痛と結膜・強膜の著明な充血，一部強膜の菲薄化を認めることから壊死性強膜炎と診断された．強膜炎の多くは特発性のものが多いが，その他に膠原病や感染などの全身疾患に合併して発症することもあるため，一般的な血液検査に加えて，血沈やCRP，膠原病検索のためリウマチ因子や抗核抗体などのチェックを行う．また強膜炎を発症する代表的な感染症として結核があり，治療前に上記検査に加えて胸部X線検査，ツベルクリン皮内テストも行う．本例は血沈とCRPの上昇，リウマチ因子陽性であったため膠原病内科を受診したところ，抗CCP抗体高値，関節炎も認めたことから関節リウマチ（RA）と診断された．

Q2 Answer

　まずは局所治療（ステロイド点眼，ステロイド眼軟膏）の強化を行い，それでも反応が乏しい場合は感染性の可能性を否定した上で，ステロイドの全身投与を検討する．本症例は，ステロイド（ベタメタゾン）頻回点眼に抵抗性を示したことから，当初ステロイド全身投与も検討したが，高齢であることに加えて内科にてRAと診断されたことから，ステロイドは投与せず最初からメソトレキセート（MTX）の内服を2mg/週から開始した（最終的には6mg/週まで増量）．開始1か月後から，徐々に充血は改善し（図3），5か月後には消失した（図4）．MTX開始後からステロイド点眼回数も漸減していった．

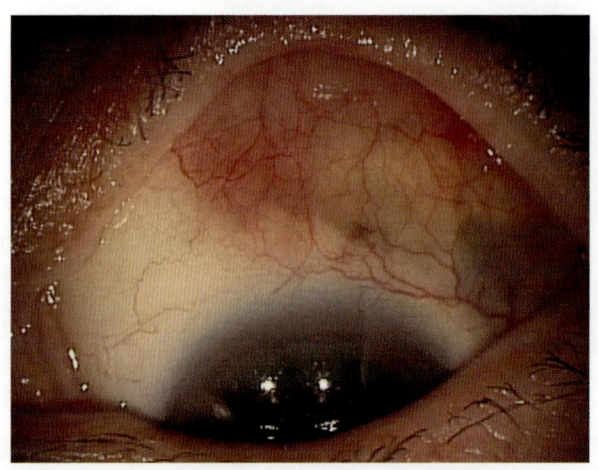

図3　治療開始1か月後の前眼部写真
充血の改善を認める．

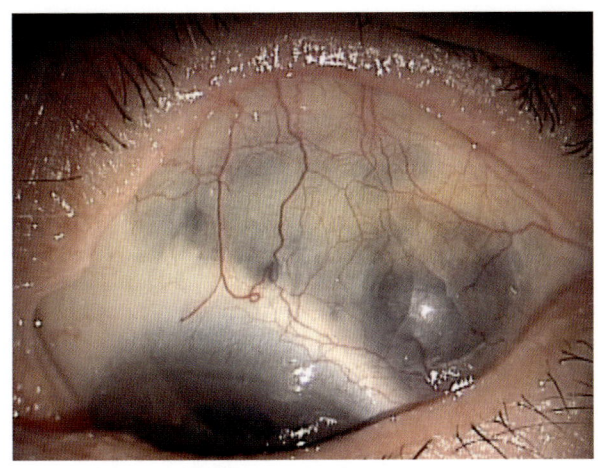

図 4　治療開始 5 か月後の前眼部写真
充血は消失したが，強膜の菲薄化した部位に突出したぶどう膜が観察される．

■ トピックス　壊死性強膜炎に対する生物製剤の炎症抑制効果

　近年，ベーチェット病に代表される難治性眼炎症疾患に対して，生物学的製剤が導入されるようになり，従来の治療に比べて視力予後が劇的に改善することが明らかとなった．最近では，難治性強膜炎に対して抗 TNF-α 抗体（インフリキシマブ）や抗 CD20 抗体（リツキシマブ）などが臨床応用され，優れた治療効果が報告されている．

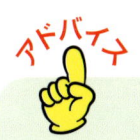

> **アドバイス**
> 　ステロイド薬や免疫抑制薬の投与を開始する前に，全身状態をチェックするため血液検査（肝・腎機能，空腹時血糖），感染症（梅毒血清反応，ヘルペス抗体価，HBV・HCV 感染）の有無を確認する．また糖尿病，高血圧，高脂血症，消化性潰瘍などの全身疾患，骨折の既往，精神疾患の有無を確認し，これらの疾患を合併している場合は担当科の主治医と連携をとりながら治療を行っていく．治療開始後も血圧測定，血液検査などを定期的に行い，副作用の早期発見に努める．

COFFEE BREAK

結核と眼炎症疾患

　結核による眼病変には角膜実質炎やフリクテン様結膜炎，前部ぶどう膜炎，粟粒結核や結核腫，網膜静脈炎に代表される後部ぶどう膜炎が挙げられる．その他にも，結核菌に対する宿主の免疫反応により非常に多彩な眼所見（強膜炎，地図状脈絡膜炎，視神経網膜炎など）を呈することがある．

　症例は72歳，男性．左眼痛と充血に対してステロイド点眼治療を行うも改善を認めないため当院受診．初診時，図5に示すように左眼強膜の著明な充血を認めた．全身検査にて胸部X線は異常を認めなかったものの，ツベルクリン皮内テストが30mm×40mmと強陽性，クオンティフェロン検査も陽性であったことから結核性強膜炎と診断．ステロイド局所治療に加えて抗結核薬（イソニアジド，リファンピシン，エタンブトール，ピラジナミド）の内服を開始し治療開始後9か月の時点で充血は改善し，眼痛も消失した（図6）．

　ステロイド局所治療に抵抗性を示す強膜炎では結核感染の可能性も考慮する必要がある．

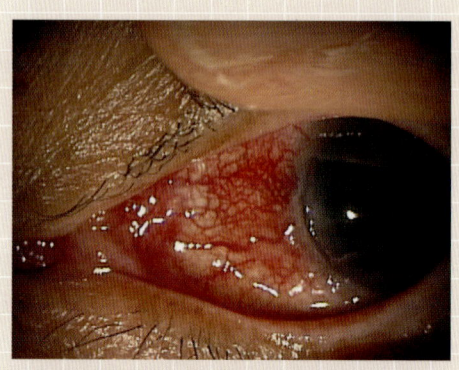

図5　治療前の前眼部写真

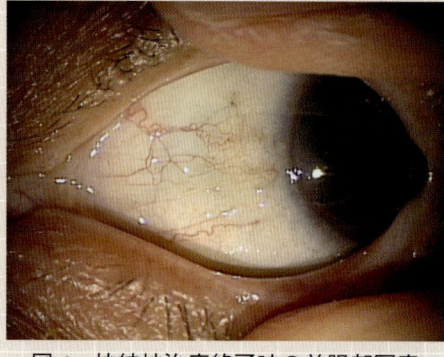

図6　抗結核治療終了時の前眼部写真

症例 40

35歳，男性

既往歴 3年前にぶどう膜炎を発症し他院でプレドニゾロン（prednisolone：PSL）30mg/日を投与された．

所 見 減量に伴いぶどう膜炎を再発するため精査目的で初診．HLA：A26陽性，B51陰性．毛嚢炎あり，口内炎・陰部潰瘍なし．血液検査，全身検索で他に特記すべき所見なし．

経 過 初診直後に両眼に虹彩炎，硝子体混濁，多数の網膜滲出斑を生じ（図1），蛍光眼底造影検査でベーチェット病として典型的な網膜血管からのシダ状の蛍光漏出を認めた．経過・所見よりベーチェット病不全型と診断．PSLは徐々に減量とし，コルヒチン・シクロスポリンの内服を開始した．その後両眼に後眼部型の発作を頻発し，本人の希望も強く，インフリキシマブ（infliximab：IFX）導入となった．IFX導入後も次の投与の直前に後眼部型の発作を繰り返した（図2）．

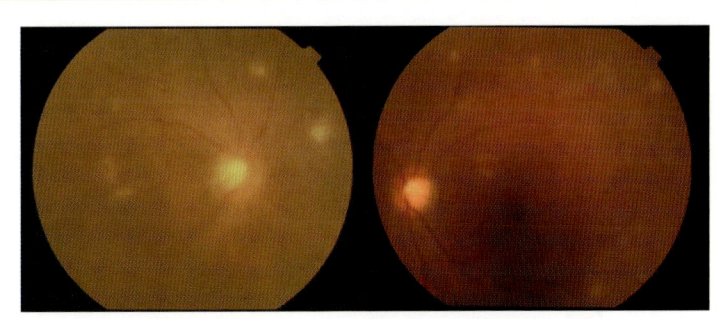

図1 インフリキシマブ導入前の発作時の眼底
多数の滲出斑，硝子体混濁を認める．

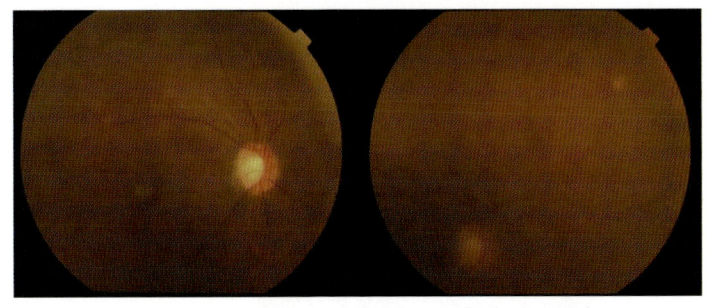

図2 インフリキシマブ導入後の発作時の眼底
滲出斑，硝子体混濁を認める後眼部型の発作だが，滲出斑の数は図1に比較し少ない．

Question 1 ベーチェット病ぶどう膜炎の活動性の評価は？

Question 2 IFX導入後も発作を繰り返す場合の治療法は？

Q1 Answer

　ベーチェット病でのぶどう膜炎の活動性や重症度の評価は，主に眼炎症発作の頻度と1回の発作の程度によって判断される．1回の発作の程度は，活動性のある炎症の広がり（前眼部のみなのか，硝子体混濁や網膜滲出斑・出血，視神経所見などの後眼部の所見を伴うのか），炎症の程度（前房内セル／フレア・硝子体混濁の程度，網膜病変が何象限に及んでいるのか，網膜滲出斑の数など），重症の炎症を表す所見の有無（前房蓄膿，虹彩ルベオーシス，網膜滲出斑，閉塞性血管炎など）で評価される．特に後極部網膜や視神経乳頭周囲の炎症所見は不可逆的な視力低下の原因となりやすいため，重症と考える必要がある．また，ベーチェット病では非発作時でも蛍光眼底造影検査で網膜毛細血管からの羊歯状蛍光漏出を認め，治療により漏出が抑制される[1]．羊歯状蛍光漏出や黄斑浮腫などの慢性的な炎症所見も活動性を表す指標と考えられる．

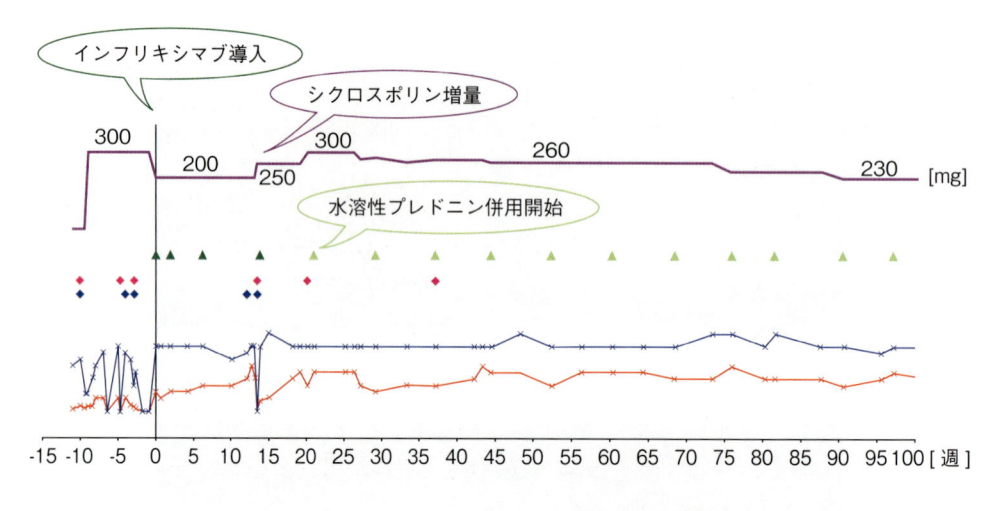

図3　本症例の経過

インフリキシマブ初回投与時を0とし，初診時より投与100週目までのシクロスポリン投与量(mg／日)，インフリキシマブ投与時期，水溶性プレドニン併用の有無，発作時期，矯正視力の経過を示す．発作は眼底に滲出斑を伴うような後眼部型の発作のみを示す．
インフリキシマブ初回投与より反応がみられ，発作頻度は減少しているが，4回目，5回目の投与前に視力低下を伴う後眼部型の発作を起こし，シクロスポリン増量，インフリキシマブ静注直前の水溶性プレドニン20mgの静脈投与の併用により眼炎症発作はコントロールされるようになった．

Q2 Answer

　本症例の経過を図3に示す．頻発していた眼炎症発作はIFX導入直後には抑制されていること，発作の程度も導入後は軽症化していること（図1, 2）から，IFXに一定の効果を認めている．しかし導入13週間目頃から視力低下を伴う発作を繰り返している．このようにIFXの発作抑制効果が不十分であると判断される場合，以下の対応を試みる．

①シクロスポリンやコルヒチンの開始（再開）・増量

　IFXの導入に伴い既存薬剤を減量・中止できることが望ましいが，病勢のコントロールが不十分な場合は既存薬剤を継続投与して経過をみていく必要がある．

② IFX投与間隔の1, 2週間程度の短縮

　ベーチェット病のIFX投与プロトコルでは，体重kgあたり5mgを0, 2, 6週目，以後8週間隔で投与する．本症例のように8週間の投与間隔の終盤に発作を繰り返す場合には，次の投与まで有効な血中濃度を維持できていないためと考えられ[2]，投与間隔を短縮し6～7週間隔とする．

③ IFXの残量投与

　血中薬物濃度の維持のためには，投与間隔の短縮に加え投与量の増量も有効である．IFXは100mgのバイアルを使用するため，体重換算で決めた投与量で残余となる分の投与も検討する．

　②や③のような投与間隔の短縮や投与量の増量は，関節リウマチでは2009年から効果不十分例，効果減弱例に対して4週間隔までの投与間隔の短縮，または体重kgあたり10mgまでの増量が認可された．

④ IFX投与直前に水溶性プレドニン20～40mgを静脈注射

　IFXに対する中和抗体などの免疫反応が，血中濃度の低下・効果減弱に関与していると考えられている[3,4]．投与時反応を含めIFXに対するこれらの免疫反応を抑制することを期待して，IFX投与直前にステロイドの静脈投与を行うことも選択肢となる[5]．

　現在ベーチェット病では未認可であるが，TNF-αをターゲットとした生物学的製剤はIFX以外にも複数販売されており，今後新たな選択肢となる可能性がある[6]．

参考文献

1) Keino H, et al.: Decreased ocular inflammatory attacks and background retinal and disc vascular leakage in patients with Behcet's disease on infliximab therapy. Br J Ophthalmol 95: 1245-1250, 2011.
2) Sugita S, et al.: Relationship between serum infliximab levels and acute uveitis attacks in patients with Behcet disease. Br J Ophthalmol 95: 549-552, 2011.
3) Svenson M, et al.: Monitoring patients treated with anti-TNF-alpha biopharmaceuticals: assessing serum infliximab and anti-infliximab antibodies. Rheumatology (Oxford) 46: 1828-1834, 2007.
4) Wolbink GJ, et al.: Development of antiinfliximab antibodies and relationship to clinical response in patients with rheumatoid arthritis. Arthritis Rheum 54: 711-715, 2006.
5) Farrell RJ, et al.: Intravenous hydrocortisone premedication reduces antibodies to infliximab in Crohn's disease: a randomized controlled trial. Gastroenterology 124: 917-924, 2003.
6) Benucci M, et al.: Tumor necrosis factors blocking agents: analogies and differences. Acta Biomed 83: 72-80, 2012.

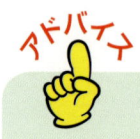

> **アドバイス**
> 本症例に示した②〜④の対応は血中 IFX 濃度の維持を目的としたものであるが，投与間隔中の時期に関わらず発作を繰り返すような症例の場合は，薬物濃度依存ではない可能性があり，他薬剤への切り替えも考慮する必要がある．

症例 41

ケース 1

13歳，男児

主　訴	両眼の充血と羞明．全身倦怠感と体重減少．
既往歴	特記すべきことなし．
家族歴	特記すべきことなし．
現病歴	3か月前から全身倦怠感と10kgの体重減少があった．その後充血と羞明により近医を受診し，虹彩炎を指摘され当科に紹介受診となった．

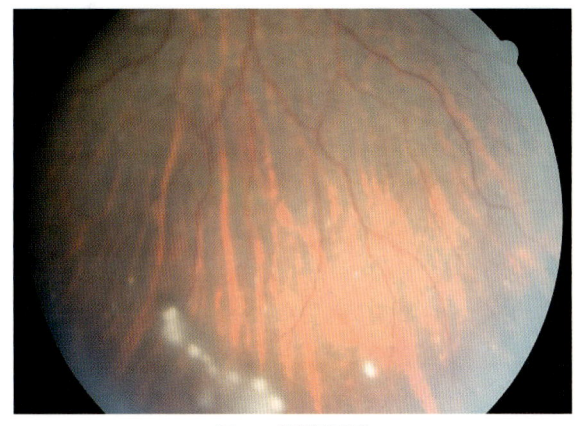

図1　眼底写真

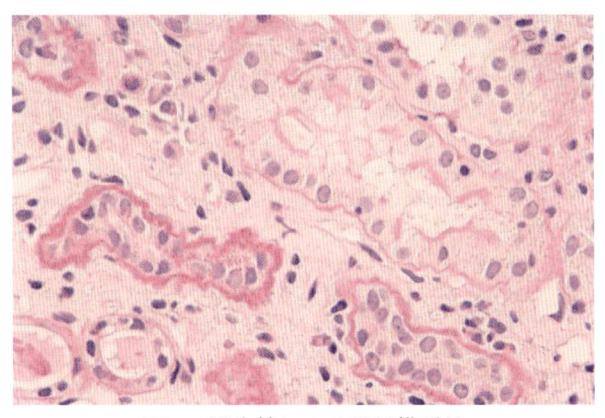

図2　腎生検による腎組織所見

Question 1 最も考えられる疾患は？

Question 2 治療方針は？

Q1 Answer 間質性腎炎ぶどう膜炎症候群
（tubulointerstitial nephritis and uveitis syndrome：TINU 症候群）

　TINU 症候群の原因は不明とされ，全身倦怠感や発熱，体重減少などの全身症状を有することもある．腎尿細管障害の指標とされる尿中 β2-マイクログロブリン（β2-MG）や尿中 NAG の上昇は診断に有用であり，24 時間蓄尿を用いて正確性を期す．確定診断には腎生検が重要で，腎間質への細胞浸潤や尿細管基底膜の肥厚がみられる一方で糸球体はほぼ正常である．

　眼所見は，虹彩炎などの前眼部炎症のみである場合と，加えて網脈絡膜炎をきたすものもある．後者では眼底周辺部下方に小塊状の硝子体混濁の集簇がみられるほか，フルオレセイン蛍光眼底造影で視神経乳頭の過蛍光と周辺部毛細血管からの蛍光漏出がしばしば観察される[1]．またインドシアニングリーン蛍光眼底造影では小斑状の低蛍光斑が確認されることが多い．

Q2 Answer 薬物治療

　虹彩炎のみの場合は，点眼加療が主となる．炎症は遷延することが多く，ベタメタゾン点眼が長期にわたる可能性が高い．

　腎機能低下や腎生検にて重症化の恐れがある場合，ステロイド薬全身投与を行う．初期投与量はプレドニゾロン換算で 0.5 〜 1mg／kg／日である．腎機能の改善スピードはおおむね速いが，その一方で眼所見の改善に乏しいことがあり，ステロイド薬の投与が延長されることもある．予後は良好とされ，虹彩炎が長期化しても内服に加えて点眼加療を十分に行えば，最終的に著しい視力低下をきたすことは稀である．ただし小児の場合，ステロイド薬内服による副作用として成長障害や骨粗鬆症に留意せねばならない．

参考文献
1) 丸山耕一，他：TINU 症候群におけるフルオレセインおよび ICG 蛍光眼底造影所見．眼紀 49: 305-311, 1998.
2) Kase S, et al.: Elevation of serum Krebs von den Lunge-6 levels in patients with tubulointerstitial nephritis and uveitis syndrome. Am J Kidney Dis 48: 935-941, 2006.

■ トピックス　TINU 症候群における KL-6

　肺胞上皮に存在する Krebs von den Lunge-6（KL-6）は，肺炎などの肺疾患においてその血清中の数値が上昇するが，近年 TINU 症候群の患者血清においても上昇することが判明し，診断補助，そして治療に対するパラメーターとしてその活用が期待される[2]．

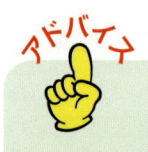

> アドバイス
> 小児のぶどう膜炎を診たら，TINU 症候群を疑い，尿中 β-2 マイクログロブリン値を測定する．

> **症例 41** ケース2
>
> **11歳，女児**
> 主　訴　両眼の視力低下．
> 既往歴　特記すべきことなし．
> 家族歴　特記すべきことなし．
> 現病歴　6か月前から両眼の視力低下を認め，近医受診．ぶどう膜炎と診断されステロイド点眼を処方されたが治療に抵抗するため，当科を紹介された．

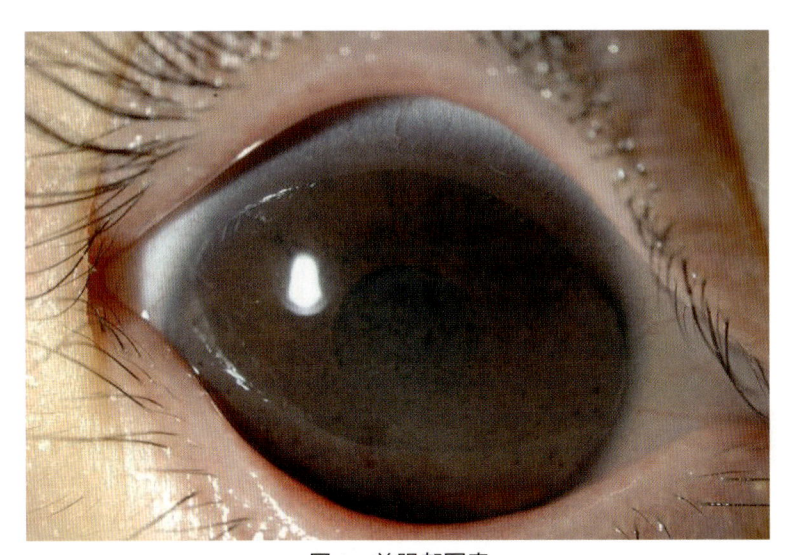

図1　前眼部写真

Question 1 鑑別すべき疾患は？

Question 2 治療方針は？

Q1 Answer

　小児のぶどう膜炎の中には，くすぶり続ける前房内炎症と虹彩後癒着に加え，帯状角膜変性，併発白内障や続発緑内障をきたし，さらには汎ぶどう膜炎をきたすこともある難治性ぶどう膜炎が存在する．若年性特発性関節炎（juvenile idiopathic arthritis：JIA）は，女児に多くみられ毛様充血や眼痛を認めることは少なく，慢性に経過する虹彩毛様体炎と虹彩後癒着，帯状角膜変性を生じる．

　JIA に伴うぶどう膜炎の鑑別診断として，若年発症のサルコイドーシスが挙げられる．同疾患では，進行性のぶどう膜炎，皮膚症状，関節症状が3主徴に挙げられており，関節病変は関節拘縮に至ることも少なくない．その一方で，成人にみられるような肺門リンパ節腫脹の所見は得られないとされる．また若年発症のサルコイドーシスに類似した疾患に Blau 症候群がある[1]．ぶどう膜炎，皮膚症状そして関節症状を有するが JIA やサルコイドーシスと異なり家族性発症であり，抗核抗体，リウマチ因子も陰性である．Blau 症候群もまた難治性で，白内障や緑内障を合併し視力予後は不良とされる．

Q2 Answer　薬物治療

　ステロイド薬の局所ならびに全身投与が行われる．慢性的に経過するため，局所治療ではベタメタゾン点眼を長期にわたって使用することもあり，病勢に応じて点眼回数の増減を行う．ステロイド結膜下注射やテノン囊下注射を行うこともあるが，対象が小児であるがゆえに手技的に施行が困難な場合もある．ステロイド薬内服はできるかぎり避けたいが，投与する場合プレドニゾロン換算で 1mg/kg/日以下から開始とし，小児科との連携の上で投与量の増減を工夫する．内服治療もまた長期にわたり，漸減に従って炎症の増悪をきたすことが少なくない．それでも成長障害や骨粗鬆症などの副作用を考慮してできるかぎり少量での維持投与にもち込み，投与終了に至るよう努力する．白内障の合併例では著しい視力低下をきたせば手術を行うが，術後も炎症が遷延し再度視力低下に陥る例もある．

参考文献
1) 太田浩一：Blau 症候群の病因と病態．眼科 51: 857-863, 2009.

■ トピックス　Blau 症候群

　肉芽腫性ぶどう膜炎である Blau 症候群では，遺伝子異常が確認されている．同疾患は常染色体優性遺伝であり，責任遺伝子として NOD2（nucleotide-binding oligomerization domain 2）遺伝子の異常が証明されているが，病態への詳細な関与は未だ明らかではない．

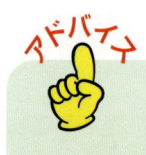

> JIA に伴うぶどう膜炎では，充血は少ないが遷延性で虹彩後癒着や帯状角膜変性をきたし，白内障を合併することもある．

> **症例42**
>
> 22歳，女性
> 主　訴　コンタクトレンズの定期検診と購入希望．
> 現病歴　2年前から使い捨てコンタクトレンズを使用している．眼科で定期的に診察を受けて購入し，レンズ装用に伴うトラブルの既往はなく，今回もレンズがなくなるので来院された．
> 眼科的所見　矯正視力は右（1.5×Sph－6.25D），左（1.2×Sph－6.5D），眼圧は右13mmHg，左12mmHg，コンタクトレンズのフィッティングや前眼部に問題はない．

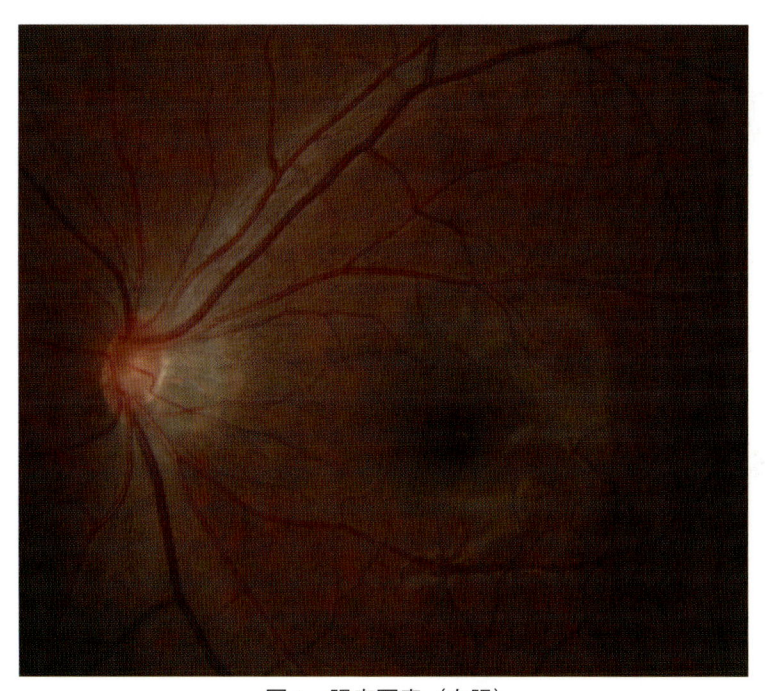

図1　眼底写真（左眼）

Question 1　左眼の眼底所見は？

Question 2　この後の対処は？

Q1 Answer　緑内障性変化が疑われる

　コンタクトレンズのための通院歴があり，前眼部に問題はなく特別な訴えもなく，見過ごされがちな症例である．近視は緑内障の発症リスク因子である．若年で眼圧正常でも，常に緑内障の可能性を疑って視神経乳頭とその近傍を拡大して診ることが，見落とさないコツである．本症例の乳頭は小さく傾斜している．小乳頭は元来赤みがあり，緑内障性変化に気づきにくい．また乳頭の傾斜により耳側の辺縁部（リム）が平坦に観察され深い陥凹にならないが，下耳側リムは上耳側より赤みが少なく血管が乳頭縁を丸みなく走行し，乳頭下耳側では血管周囲の神経線維の反射が弱く神経線維層欠損 NFLD を認める．無散瞳での検眼鏡検査であっても，こうした所見を意識して捉えたい．

Q2 Answer　患者に説明し，緑内障診断のための検査を行う

　眼底所見から緑内障が疑われることを緑内障の説明を含めて患者に伝える．緑内障や強度近視の家族歴や眼科的・全身的既往歴を再確認し，コンタクトレンズ検診とは別に精査が必要なことを説明し，理解と同意を得る．視野，眼圧，隅角の確認と，眼底写真撮影は必須である．図2は本症例左眼の視野検査の結果で，右眼にも同程度の緑内障性変化を認めた．まだ若く，本人が緑内障をよく理解してうまく付き合っていけるように，適切な説明が大切である．

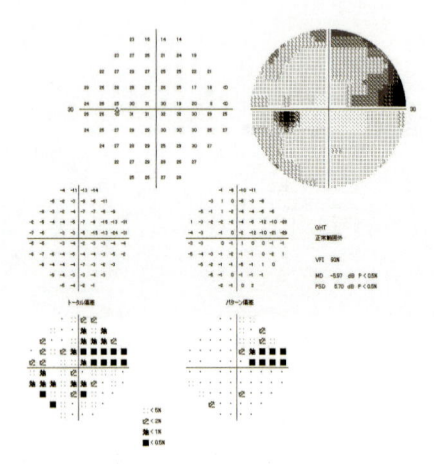

図2　ハンフリー視野計プログラム 30-2 による検査結果（左眼）

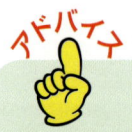

> **アドバイス**
> 若くても緑内障はある．若ければ将来が長い．コンタクトレンズや LASIK など屈折矯正のための受診時は，若年近視眼の緑内障を発見するチャンス！　眼底を疑って診ることが大切．小さい傾斜乳頭例は見落としやすいので意識してじっくり観察しよう．

症例 43

30歳，男性

主　訴　精査希望.

現病歴　人間ドックで視神経乳頭陥凹拡大を指摘され来院された.

眼科的所見　矯正視力は右（1.5 × Sph − 7.0D），左（1.5 × Sph − 6.5D），眼圧は右 14mmHg，左 15mmHg.

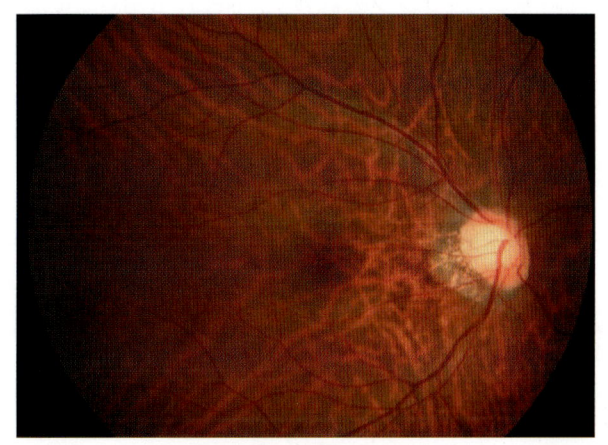

図1　眼底写真（右眼）

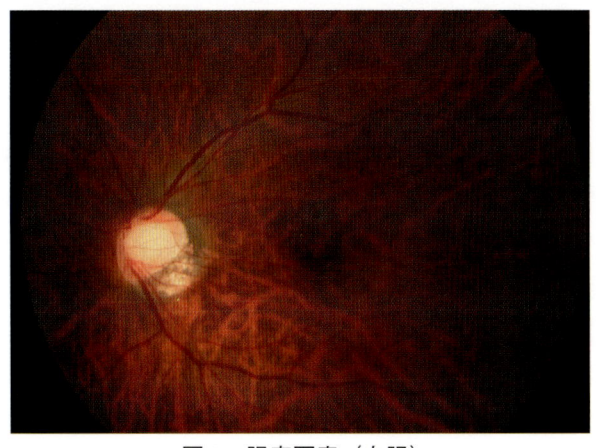

図2　眼底写真（左眼）

Question 1　眼底所見は？

Question 2　この後の対処は？

Q1 Answer

　症例42と共通するが，乳頭陥凹を診るには，まず乳頭の大きさを診ることが大切である．視神経乳頭径（DD）と乳頭中心−中心窩間距離（DM）の比（DM/DD比，通常2.4～3.0）から，乳頭が大きいか小さいかのおよその判断は検眼鏡でできる．本症例はDM/DD比が約2.2とやや大きい乳頭で，生理的に乳頭陥凹が大きいと考えられ（図3），垂直C/D比が約0.8と大きくても，それだけで異常と判断はできない．リムを全周見回し，乳頭傾斜の影響はあるものの比較的均等でノッチングは認めず，NFLDも明らかでなく，明らかな緑内障性変化は認めない．

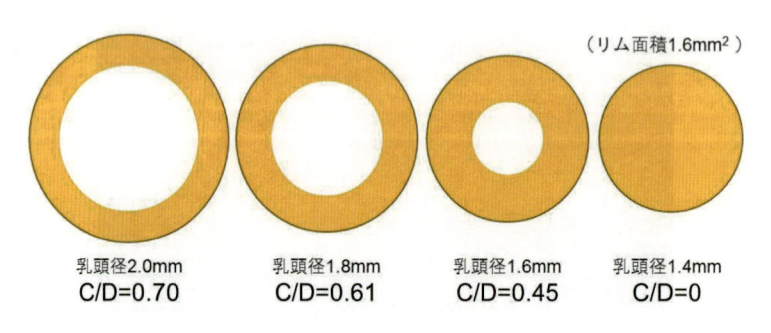

（リム面積1.6mm²）

乳頭径2.0mm	乳頭径1.8mm	乳頭径1.6mm	乳頭径1.4mm
C/D=0.70	C/D=0.61	C/D=0.45	C/D=0

図3　リム面積が等しく乳頭サイズが異なる乳頭のイメージ

Q2 Answer

　視野検査で機能的異常がないことを確認する．本症例では両眼とも正常であった．しかし初めての視野検査では，信頼性が不十分な結果や，測定値が本来より低めになることも少なくない．その際は，検査への理解や検査中の状況を確認し，アーチファクトの可能性や疾患特異的パターンか否かを診て，後日に再現性の有無を確認する．光干渉断層計OCTで正常所見であればより安心できるが，本症例のように正常値データベースを超える近視や傾斜した乳頭では，乳頭周囲RNFL分布の耳側への偏りなどから判定に異常が出やすく，過剰診断につながる可能性もあり注意を要する．

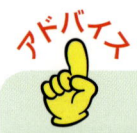

> **アドバイス**
> 乳頭陥凹の評価の際には，乳頭サイズを意識しよう．大きい乳頭は陥凹が大きいので緑内障と疑われやすい．網膜神経線維が十分にあって機能が正常なら問題はない．視野検査やOCTで異常判定がでた際には，まずその判定の確からしさを探ろう．

症例 44

56歳，男性

現病歴 15年前から両原発開放隅角緑内障を治療中である．

既往歴 15年前に右網膜静脈分枝閉塞症，高血圧，高脂血症．

眼科的所見 矯正視力は右（1.2），左（1.5），眼圧は右14mmHg，左15mmHg．

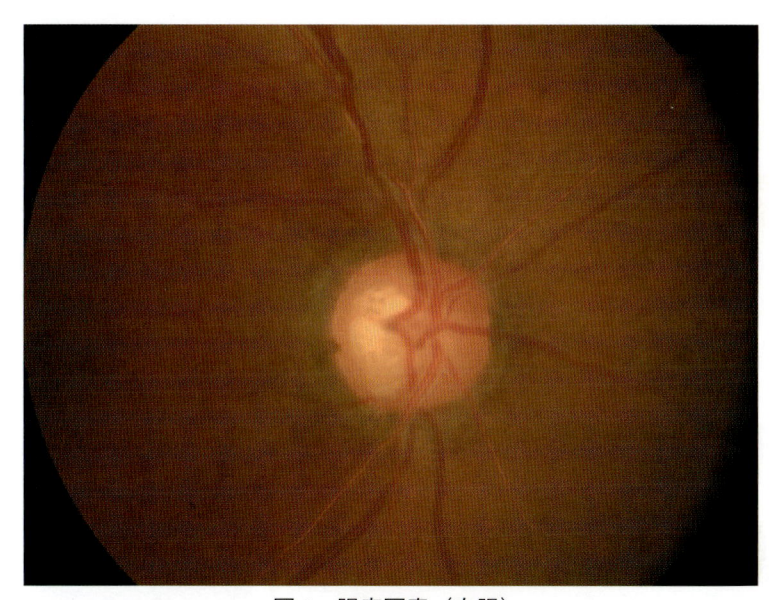

図1 眼底写真（右眼）

Question 1 右眼の眼底所見は？

Question 2 この後の対処は？

Q1 Answer

　視神経乳頭下耳側のNFLDは乳頭リム7時のノッチに連なり，深い陥凹に沿い血管が銃剣状に屈曲し，緑内障性変化と考える．一方，乳頭上耳側のNFLDは，連なるリムは薄いが赤みがあり血管走行から陥凹はなだらかで，網膜動脈硬化が目立つ眼底であり，網膜虚血後の可能性を疑う．実際，上方のNFLDは既往の網膜静脈分枝閉塞BRVO後に生じた．網膜動・静脈閉塞や軟性白斑の後にはNFLDが残る．NFLD＝緑内障ではない．

Q2 Answer

　蛍光眼底造影で網膜灌流障害があれば虚血後が確定的だがあるとは限らず侵襲もある．OCT断層像（図2左）で虚血後は神経節細胞複合体GCCより外層も含め菲薄化し，その乳頭側は神経線維層NFLのみ薄く，黄斑部GCC（図2右）や網膜全層厚マップでNFLD内に神経線維走行に合わない厚み変化があれば参考になる．本症例は合併例で，BRVO治癒後の静的視野検査で虚血後NFLDにあたる部位は10年以上進行なく，緑内障性NFLDにあたる部位は平均0.4dB/年の有意な悪化を認めた．後に左眼もBRVOを生じ，緑内障薬と抗血小板薬を常用している．

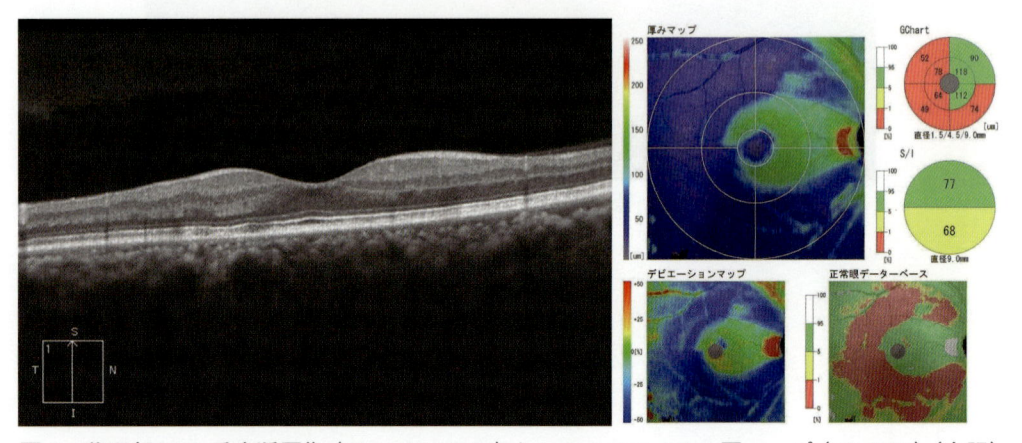

図2　黄斑部OCT垂直断層像（Cirrus HD-OCT）とNFL＋GCL＋IPL厚マップ（RS-3000）（右眼）

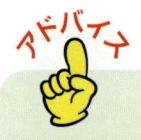

> **アドバイス**
> 循環障害や他の視神経萎縮でもNFLDを生じる．乳頭変化が緑内障性でよいか，色調や周囲の網膜血管などもよく診て病態を判断しよう．

> **68歳，男性**
> 主　訴　緑内障が悪くなっているといわれた．
> 現病歴　6年前に正常眼圧緑内障と診断，左眼は3剤点眼し眼圧12mmHg以下だが視野が悪化しており手術適応があるかと紹介された．

6年前

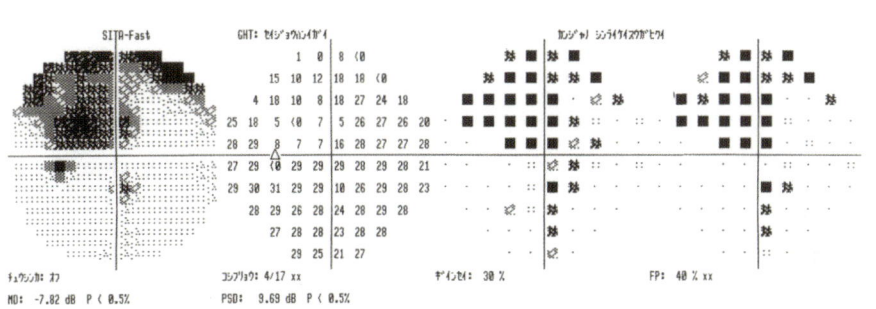

3年前

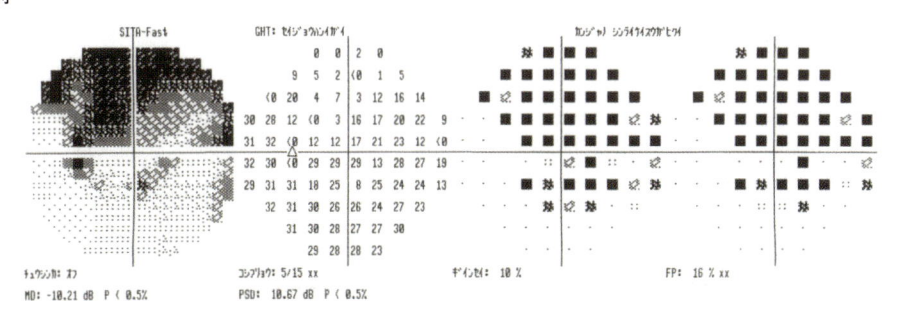

1か月前

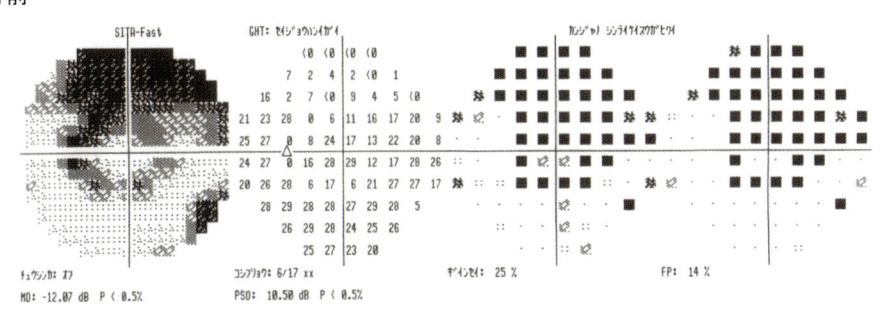

図1　視野データ（ハンフリー視野計プログラム 30-2 SITA fast，過去3回分，左眼）

Question 1 視野データから考えられることは？

Question 2 この後の対処は？

Q1 Answer　進行か判断できない

　視野検査の結果は，本人の実力（本来の視野）を十分反映できていない場合があり，まず検査の信頼性を確かめる．6年前の検査では，偽陽性（データ右下のFP）が40%と非常に高い．ハンフリー視野計SITAにおける偽陽性は，毎回の視標呈示に対して答えるはずのタイミングと明らかにずれて答えた割合を意味する．見えないのにタイミングよく答えれば「見えた」とみなされ，本来より良過ぎる閾値が推計される．盲点検査時ならば固視不良を増やす（4/17）．著しい場合，本当に「見えない」ので答えなかった視標が，良過ぎる推計閾値より十分明るいから見えたはずと「偽陰性」にされ，偽陰性率も上がる（30%）．病状を軽く評価し，後に正確に答えた際に「進行」と見誤るリスクになる．3年前の検査で偽陽性16%も高いが6年前よりは良く，視野異常がより強くても，進行と判断はできない．1か月前の検査で偽陽性14%や固視不良6/17は3年前と同程度だが，偽陰性が25%と3年前より高いので，やはり進行と判断しきれない．QOLに重要で比較的正しい応答が得られやすい固視点近傍4点の閾値が6年前から悪化していないのも重要である．

Q2 Answer　医師自ら検査について説明する

　視野検査の結果は検査時の応答のデータであり，上手く答えられたかで結果が変わること，しかしその結果から治療方針を考えるため大切な検査であること，見え方には変動があり緑内障の進行は眼圧が低ければ緩やかなので，検査を繰り返して変動幅を見極めないと進行判断はしにくいこと，しかし進行があるなら遅れずに判断したいので変動が少ない結果が得られるよう協力していただきたいことを，検査員だけでなく，結果を判断する医師から直接患者に伝えることが大切である．偽陽性が多い症例であれば，見える見えないの境界を探る検査なので光の半分程は見えなくて当然であり心配せず待って本当に見えた時だけ答えればよいこと，見えないのに答え過ぎると異常があっても検出できず，機械がまだ見えると判断して見えない光ばかり出すようになるので検査時間もかかることなど，具体的に伝えるとよい．本症例からは，どう答えたらよいか検査時にいつも迷っていたので話が聞けてよかったと感想を得た．説明後のSITA standardでの検査では，視野異常はやや強く示されたが，偽陽性2%，偽陰性6%，固視不良0/22であった．経過を心配され紹介されたことへの理解と納得が得られ，6年間に見え方の変化も日常での不自由も感じておられず，眼圧12mmHg以下でもあり，紹介元で薬物治療と経過観察を続けてもらうこととした．

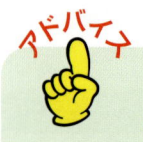

> **アドバイス**
> アドヒアランスが重要なのは治療だけではない．視野検査の主体も患者である．検査の意義と方法をわかりやすく伝えて理解していただき，協力をお願いすることが大切．信頼できるデータがあってこそ，的確な判断は可能になる．

症例46

68歳，女性
主　訴：右緑内障が悪くなった．
既往歴：5年前に他院にて左眼の白内障に対し水晶体再建術．
現病歴：2年前に右眼の原発開放隅角緑内障 POAG 極早期と診断，0.5%チモロール点眼で眼圧は 14～18mmHg であったが，1年間診察が受けられず，再来時に眼圧 26mmHg で視野異常が著明（図1）になっており紹介された．
眼科的所見：矯正視力は右（1.2×Sph＋0.5D），左（1.5×IOL×Sph－0.25D），無治療で眼圧は右 24mmHg，左 13mmHg．

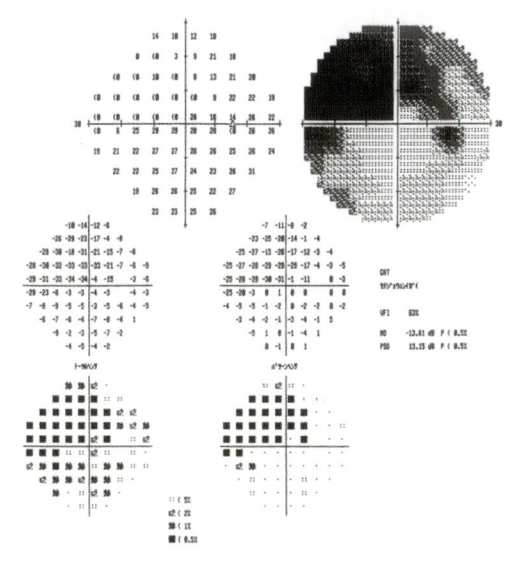

図1　ハンフリー視野計プログラム 30-2 による検査結果（右眼）

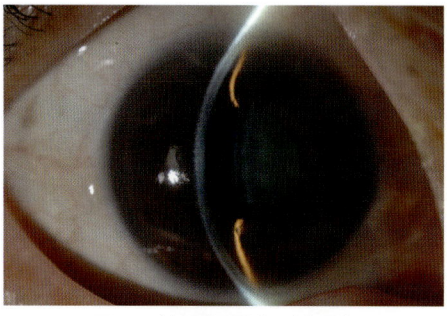

図2　前眼部写真（右眼）

Question 1 どう考えるか？

Question 2 この後の対処は？

Q1 Answer

　1〜2年間で極早期から後期例になっており，無治療時眼圧20台半ばのPOAGとしては進行が速い．眼圧変動が大きく進行が速い原発閉塞隅角緑内障PACGや続発緑内障も疑って病型を見直し，他疾患合併の可能性も探る必要がある．

　図2から，周辺前房深度PACDが浅い可能性があり，実際にきわめて浅かった（図3）．原発性の隅角閉塞の機序は加齢の途中で生じて増強する．当初は診察時眼圧が高くないことも多い．遠視眼に注意し，診察時に全例でPACDを診るようにすれば疑うことができる．疑えば隅角検査は必須で，再検査を厭わずに行う．

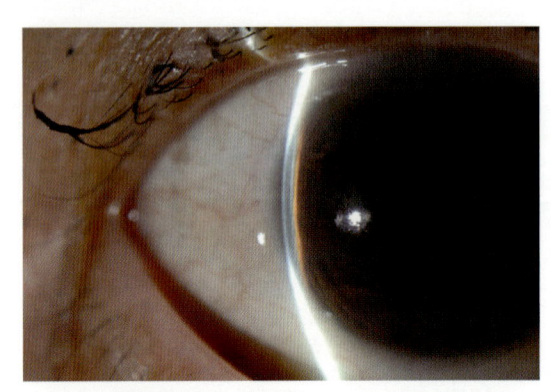

図3　前眼部写真（右眼）：PACDのチェック

Q2 Answer　隅角検査を行う

　本症例は隅角の1/2周に周辺虹彩前癒着を認め，慢性PACGであった．水晶体再建術＋隅角癒着解離術を施行し，眼圧は無治療で12mmHg前後に落ち着いた．

　隅角閉塞の診断には超音波生体顕微鏡や前眼部OCTなど画像診断装置があるほうが望ましいが，なければ診断できないと考えてはならない．まず疑いをもつかどうかが最も重要である．隅角鏡で，まず正面視で圧迫を避け，瞳孔領に光を極力入れずに暗所での隅角開大度を確認し，次いで対光反応や眼位を変えての圧迫により隅角を開大させて隅角底の器質的閉塞などを確認することで，治療を急ぐべきかの判断はある程度できる．狭隅角であれば，急性原発閉塞隅角症やPACG発症リスクを説明し，隅角の観察を繰り返す．眼圧負荷試験で陽性なら，治療の必要性を説得しやすい．PACGは進行が速い一方，予防ができる唯一の病型でもある．疑えば，患者のために手間を惜しまないようにしたい．

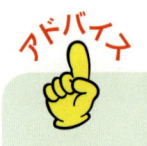

> **アドバイス**　最初の病型診断にとらわれずに，予想と異なる進行があれば，診断の見直しや併発症の可能性を探ろう．

症例 47

9歳, 女児
主　訴　物が二重にみえる.
既往歴　特記すべきことなし.
家族歴　特記すべきことなし.
現病歴　平成X年8月20日頃から, 急に物が2つにみえることを自覚し近医を受診した. 内斜視と診断され, 8月31日に紹介受診となった.

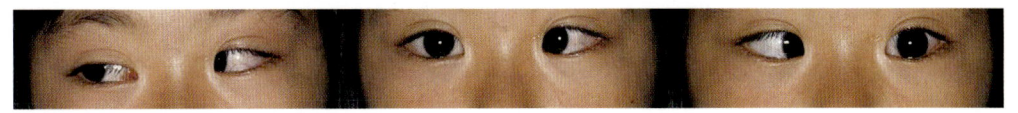

図1　眼位写真

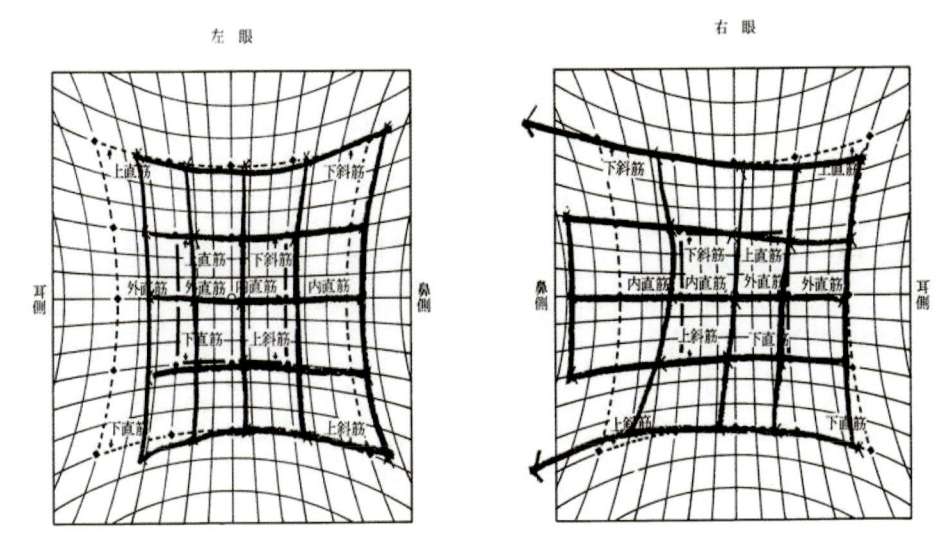

図2　Hess チャート

Question 1　認められる所見は？

Question 2　次に必要な検査は？

Q1 Answer　正面視での内斜視，左眼の外転不全

　右眼固視の内斜視，左眼の外転不全から左外直筋麻痺，外転神経麻痺が考えられる．外眼筋麻痺では拮抗筋の方向へ眼球が偏位するので，外転神経麻痺では内斜視となる．乳幼児期からの斜視であれば，抑制があり複視を自覚することは少ない．複視を訴える場合は，両眼視機能の発達後に斜視が出現したと考えられる．特に急に発症した場合は，早急に神経学的な検査を進める必要がある．

Q2 Answer　頭部 MRI，CT

　小児の外転神経麻痺の約 4 割が脳腫瘍が原因とされている．腫瘍は多くは脳幹，小脳にみられ，星状細胞腫，髄芽腫，橋神経膠腫などがある．本症例では，頭部 MRI で，造影により強調される橋神経膠腫が発見され，放射線治療を開始された．その予後は不良であり，生存期間の中央値は 7 か月から 16 か月と報告されている．また共同性の斜視でも，脳腫瘍が原因となっている報告があるので注意が必要である．

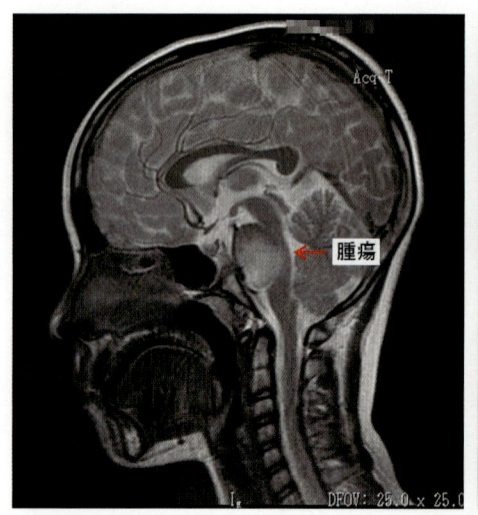

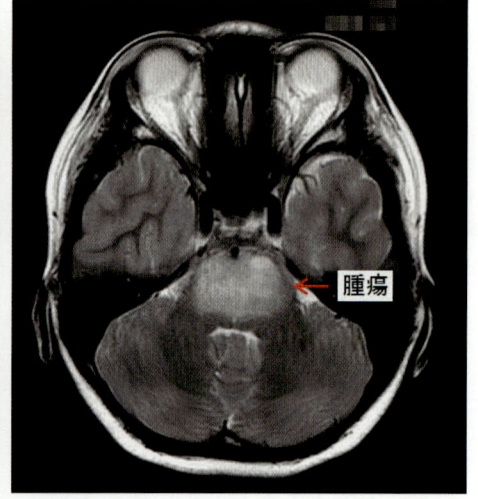

図 3　頭部造影 MRI

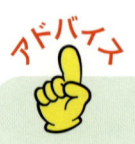

> 斜視，弱視では，問診が重要となる．発症時期（気づいた時期），自覚症状，他覚症状を把握し，検査を行っていく．時には鎮静薬を投与して MRI，CT を撮影する．

症例 48

6歳，男児
主　訴　右眼の視力不良．
既往歴　特記すべきことなし．
家族歴　特記すべきことなし．
現病歴　就学前健診で左眼の視力が悪いことを指摘された．近医を受診し不同視弱視と診断され，紹介となった．
視　力　アトロピン点眼後
　　　　RV = (1.2 × C − 0.75D Ax.170°)
　　　　LV = (0.5 × S + 3.0D：C − 3.5D Ax.180°)

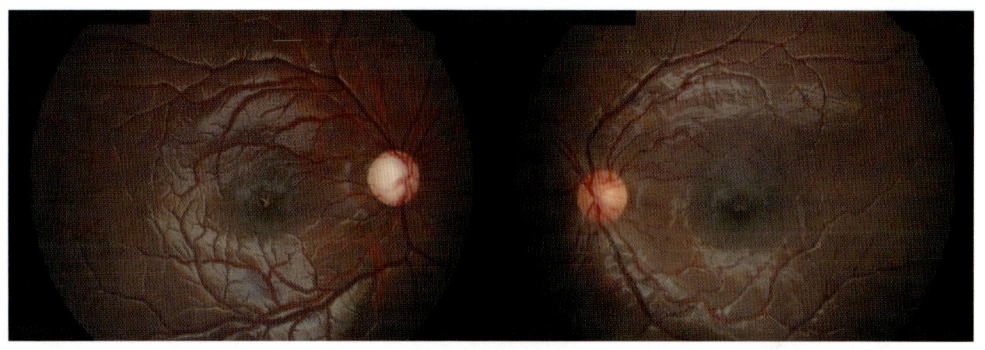

図1　眼位写真

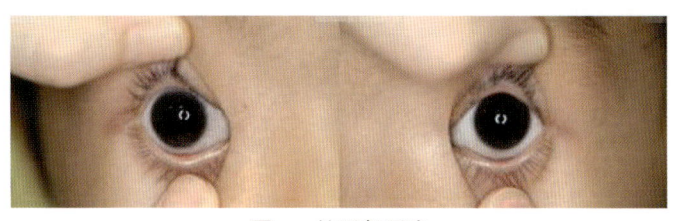

図2　前眼部写真

Question 1　考えられる疾患は？

Question 2　治療は？

Q1 Answer　右早発型発達緑内障，左不同視弱視

　図1から左眼に比べ右眼視神経乳頭陥凹が大きいことから，緑内障が疑われ，眼圧の測定が必要である．本症例では非接触型眼圧計ではあるが，右46mmHg，左16mmHgであった．
　図2から角膜径に左右差がないので，右眼が高眼圧となったのは3歳以降の可能性が高い．発達緑内障では，高眼圧による眼球壁全体の拡大が引き起こされ，眼軸長が延長し，近視性屈折異常を生じるといわれている．また片眼性の症例では近視性不同視となり弱視になる要因とされている．本症例では，眼圧上昇前は右眼も左眼のように短眼軸に伴う遠視であったが，高眼圧のために眼球が拡大し，屈折異常が軽減，眼圧が正常な左眼が不同視弱視となった可能性がある．弱視が疑われたら，視力良好な眼でも眼疾患に注意して診察することが必要である．

Q2 Answer　眼圧を下げるための手術を早急に行う

　眼圧を下げるために早急に手術を施行することが必要である．術式としてはトラベクロトミーが行われることが多いが，複数回の手術が必要なこともある．眼圧がコントロールされたのちに適応があれば弱視治療を考慮する．発達緑内障では，眼圧がコントロールされていても，角膜拡大，近視，乱視による不同視，屈折異常，角膜混濁による形態覚遮断などの弱視となる要因が存在する．器質疾患を伴うため効果は確実ではないが，通常の弱視治療のように屈折矯正のための完全矯正眼鏡装用，左右差があれば遮蔽治療を考慮したほうがよいと考えられる．本症例では，まず眼鏡を作製し，右眼の手術後に，左眼の視力向上のために遮蔽治療を行った．

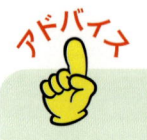

> **アドバイス**
> 弱視，斜視が疑われる乳幼小児には様々な眼疾患，全身疾患が背後に隠れていることがある．必ず散瞳して，場合によればベッド上で拘束して，診察を行う．またその結果によっては小児科に依頼して，全身的な合併症の有無を精査することが必要となる．

症例 49

1歳11か月，女児

主 訴	右眼が外にずれる．
既往歴	特記すべきことなし．
家族歴	特記すべきことなし．
現病歴	1歳頃から遠くをみた時に右眼が外を向いていることに気づいた．器質的な眼疾患はなく，幼少のため屈折検査を含め詳細な検査ができなかった．間欠性外斜視と診断し経過観察となった．

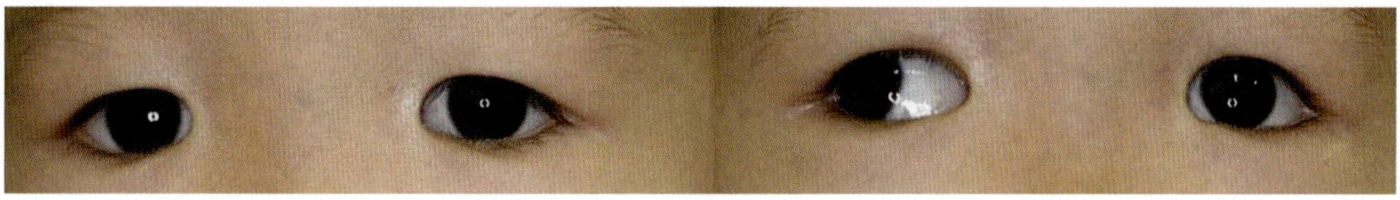

図1　眼位写真

表1　3歳6か月時の検査結果

視 力	右：測不，固視が安定しない． 左：1.0 × S＋0.5D：C－0.75D Ax.170°
眼 位	左固視，恒常性外斜視，右固視不能

Question 1 必要な検査は？

Question 2 治療方針は？

Q1 Answer　眼底検査，屈折検査，眼位検査，固視検査，両眼視機能検査など

　まず散瞳薬を点眼して眼疾患の有無を確認する．眼疾患がなければ右眼の斜視弱視と考えられる．次に調節麻痺薬を点眼して屈折検査を行う．調節麻痺薬は 0.5％，1％アトロピン硫酸塩点眼または 1％シクロペントラート塩酸塩点眼を用いる．特に内斜視の場合は，調節因子の関連を調べるために，より強い調節麻痺作用があるアトロピン硫酸塩点眼を用いるほうがよい．本症例では初診時には間欠性外斜視と診断され経過観察となっていた．間欠性外斜視であれば視力の発達に問題がないことがほとんどである．しかし乳幼児では十分に検査ができず，恒常性斜視や微小斜視が合併して，弱視になっていても，成長してから判明することもある．したがって視力が確認できるまでは，定期的に受診させたほうがよい．

Q2 Answer　完全矯正眼鏡処方，健眼遮蔽治療

　調節麻痺薬を点眼した屈折検査，視力検査の結果によって生理的トーヌスを引いた完全矯正眼鏡を処方する．弱視の種類によっては眼鏡装用のみで視力が向上することもあるが，本症例は右眼の斜視弱視と考えられるので，アイパッチを用いた健眼遮蔽治療が必要である．遮蔽時間は年齢，健眼の視力を考慮して決める．遮蔽治療中は健眼の視力低下，斜視の悪化に注意する．立体視の向上も同時に確認していく．また手術は原則として弱視治療が終了してから施行する．

表 2　遮蔽治療後の検査結果（4 歳 11 か月）

視　力	右：1.0 × S ＋ 3.75D：C − 0.75D Ax.170° 左：1.0 × S ＋ 0.5D：C − 0.75D Ax.170°
眼　位	交代プリズムカバーテスト 右眼固視 30cm 20PD Bin-tropia，5m 25PD Bin-tropia（PD ＝ prism diopter）
立体視	Titmus Stereo Test；Fly（−），Animal 0/3，Circle 0/9，右中心窩抑制あり

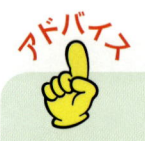

> **アドバイス**
> 乳幼児では視力測定が困難なことが多い．本症例のように視力に左右差がある場合，健眼を遮蔽した時に，固視が不安定なことや，遮蔽を嫌がる反応（嫌悪反応）がみられることがあり参考になる．

症例 50

7歳，男児

主　訴	左眼がみえにくい．
既往歴	特記すべきことなし．
家族歴	特記すべきことなし．
現病歴	就学時健診で左眼の視力不良を指摘された．近医を受診したところ，左眼に強い遠視があり，不同視弱視と診断され当科を紹介された．
検査所見	遮蔽治療開始前

　　1%アトロピン硫酸塩点眼後
　　$RV=(1.5 \times S+1.5D)$, $LV=(0.1 \times S+6.5D：C-1.0D\ Ax.20º)$

遮蔽治療終了時
　　$RV=(1.5 \times S+1.5D)$, $LV=(0.7 \times S+6.25D：C-1.0D\ Ax.20º)$

近見立体視
　　Titmus Stereo Test ; Fly（－），Animal 0/3，Circle 0/9，左中心窩抑制あり

固視検査
　　右：中心固視，左：中心窩から約 0.5º 鼻側に偏位

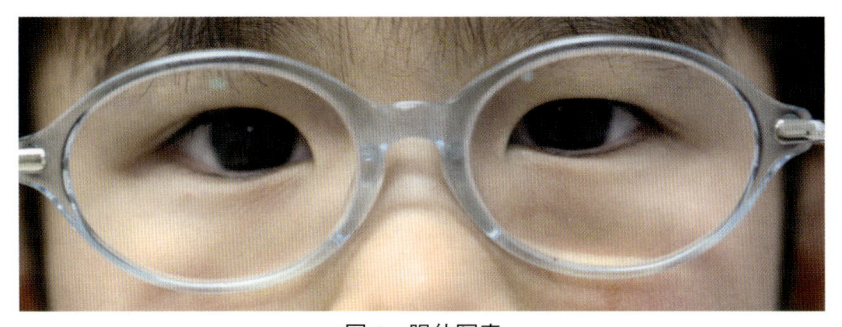

図1　眼位写真

Question 1 考えられる疾患は？

Question 2 確定診断に必要な検査は？

Q1 Answer　左遠視性乱視，不同視弱視，微小斜視弱視

調節麻痺薬点眼後，左眼の遠視が強く，不同視弱視と考えられる．すでに7歳であり，眼鏡装用後，すぐに1日8時間の健眼遮蔽を開始した．図2に視力の経過を示す．遮蔽はしっかりできたが，最高視力は（0.8）で，遮蔽終了後に低下している．また近見立体視が不良で，偏心固視がある．これらから，不同視弱視に微小斜視が伴っていると考えられる．

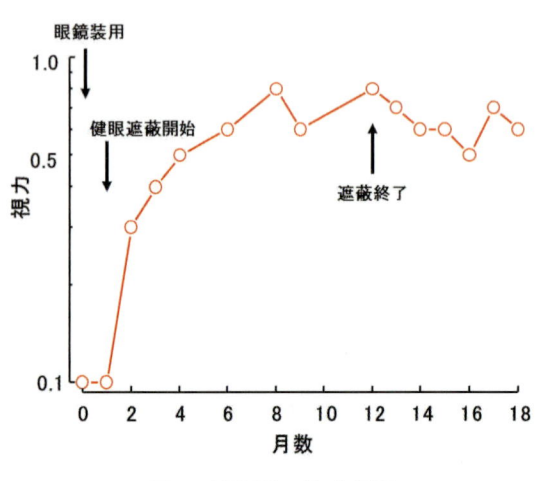

図2　弱視眼の治療経過

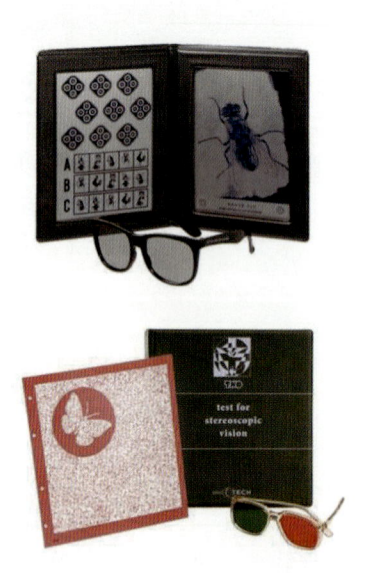

図3　Titmus Stereo Test（上）とTNO stereo test（下）

Q2 Answer　眼位検査，固視検査，立体視検査，4プリズム base-out など

微小斜視は，10PD以内の顕性斜視があり，偏心固視がみられ，大まかな融像と立体視を有し，しばしば不同視を合併するものと定義されている．微小斜視の合併は，遮蔽治療前に診断されず，治療中に判明することも多い．本症例のように視力の向上が悪く不安定な場合は，微小斜視を疑い，患児の負担も考慮して，遮蔽終了時期を検討する．また遮蔽終了後の視力低下にも注意を要する．弱視眼の視力が低下すれば，再遮蔽を行うことがある．

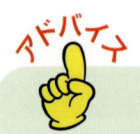

> **アドバイス**
> 近見立体視の検査にTitmus Stereo Test(図3)がよく用いられる．偏光レンズを用い，日常視に近い状態で検査ができるが，単眼視でも答えがわかることがある．赤緑眼鏡を使用するTNO stereo testを併用すると，立体視の状態をより正確に把握できる．

症例51

44歳，女性

主　訴	斜視があり，みた目が気になる．
既往歴	特記すべきことなし．
家族歴	特記すべきことなし．
現病歴	小学校の頃から斜視はあったが，特に問題はなく放置していた．最近になりみた目が気になるようになり，手術を希望され受診となった．

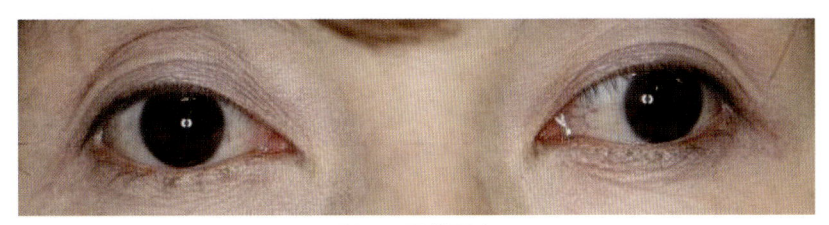

図1　眼位写真

表1　検査結果

視　力	右 0.9（1.0 × S＋1.25D：C－1.5D Ax.170°） 左 1.0（n.c.）
眼　位	交代プリズムカバーテスト 右眼固視　30cm 30PD Bin,　5PD Bdown-tropia, 　　　　　 5m 25PD Bin,　 4PD Bdown-tropia（PD＝prism diopter）
立体視	Titmus Stereo Tes；Fly（－），Animal 0/3，Circle 0/9，右中心窩抑制あり

Question 1　必要な検査は？

Question 2　治療方針は？

Q1 Answer　網膜対応検査，両眼視検査

　成人で斜視手術を希望される患者は，美容的な改善を求めていることが多い．しかし幼少の頃から斜視が存在している場合，網膜異常対応が存在していることがあり，術前検査では術後の複視の有無を把握することが重要になる．網膜対応の検査としては，バゴリーニ線条ガラス試験，大型弱視鏡による検査，Worth 4灯試験，残像試験などが挙げられる．その他，prism diplopia test，prism adaptation test などを行って，手術可能な偏位量，術後に予想される両眼視，立体視の状態を検討する．

Q2 Answer　①手術治療，②経過観察

　網膜異常対応があり，眼位を正位に矯正すると，術後に複視が予測される場合は，①手術をしない，②美容目的を優先して，眼位を正位に矯正し複視を我慢する，③斜視は残るが，複視を自覚しない眼位まで矯正する，以上の3つの手段が考えられ，患者と相談をし，治療方針を決定する．正常対応であれば症例にもよるが，正位にすることによる両眼視，立体視が回復することがある．また眼位がどのような位置であっても，複視をまったく自覚しない，対応欠如の症例もみられる．手術は術量によるが，片眼または両眼の外直筋後転術，内直筋短縮術を組み合わせて行う．また上下斜視もみられるので，必要であれば原因筋を特定し，筋の強化術または弱化術を行う．

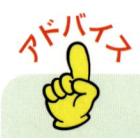

> 　成人の斜視症例では過去の手術歴をよく確認する必要がある．手術をしたことは覚えているが，術眼や手術した部位を覚えていないことがある．また手術を受けたことをまったく忘れているか知らなくて，手術中に結膜を切開して初めて手術をしていたことがわかる場合もある．さらに現在は外斜視だが，以前に内斜視の手術を受けていることがある．問診，検査結果の把握とともに，結膜の状態の観察が大切である．

症例 52

62歳, 女性

主訴	右眼の視力低下.
既往歴	1年9か月前に他病院にて左視神経炎でステロイドパルス治療(3クール)を受けたが無効で, 現在は左視神経萎縮となっている.
家族歴	特記すべきものなし.
現病歴	1週間前から右眼の眼球運動時痛があり右眼の視力が低下してきた. 四肢のシビレや脱力はない.
眼科所見	視力：RV=(0.02), LV=(0.06), 中心CFF：R=13Hz, L=18Hz, 視野：中心暗点(両), 瞳孔：対光反応障害(両)

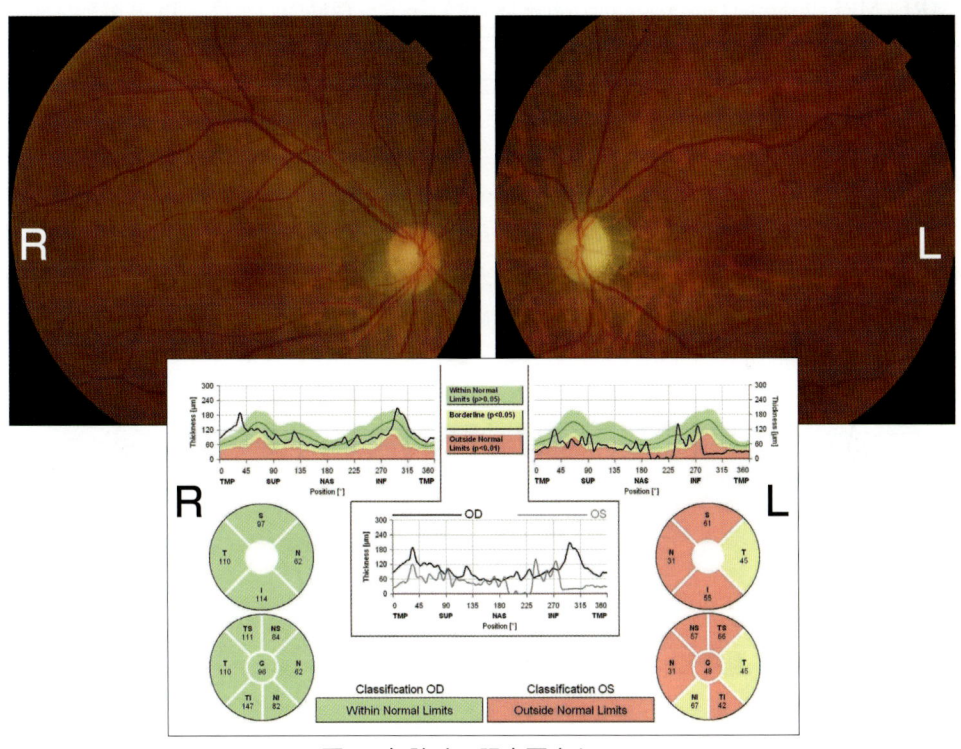

図1 初診時の眼底写真とOCT
左眼の視神経乳頭の蒼白とOCTで乳頭周囲の網膜神経線維層の菲薄化がみられる. 右眼は異常がない.

Question 1 最も考えられる疾患は？

Question 2 診断に必要な検査は？

Question 3 治療方針は？

Q1 Answer　抗アクアポリン4抗体陽性視神経炎

視神経脊髄炎（neuromyelitis optica：NMO）は抗アクアポリン Aquaporin（AQP）4抗体を有し，NMOの視神経炎は抗AQP4抗体陽性視神経炎と呼ばれる．その特徴は，発生は比較的高齢の女性に多い，視機能障害は重篤，視野異常は中心暗点以外に水平半盲・両耳側半盲・不調和同名半盲，ステロイドパルス治療は無効例が多い，である．

Q2 Answer　抗AQP4抗体，MRI

①**抗AQP4抗体**：迅速な治療方針の決定にはすべての視神経炎例の初診時に抗AQP4抗体を測定する．
②**MRI**：MRIの short TI inversion recovery（STIR）法で視神経内の炎症，T1強調画像脂肪抑制法の造影剤使用で活動性炎症を把握する．

Q3 Answer

ステロイドパルス治療が無効な例には，ただちに血液浄化療法（単純血漿交換・二重濾過血漿交換・免疫吸着）または免疫グロブリン大量静注療法を行う（免疫グロブリン大量静注療法が有効の報告がある）．その後，免疫抑制薬（タクロリムス・アザチオプリン・シクロスポリンなど）の内服を副作用に留意しながら継続して行う．

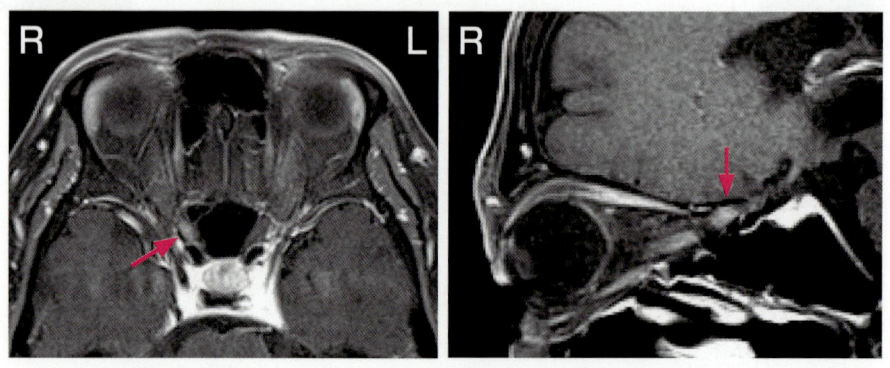

図2　初診時のMRI（T1強調画像脂肪抑制法の造影剤使用）
右視神経は視神経管内で増強されてこの部位での活動性炎症を示している．

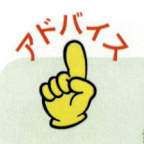

> **アドバイス**
> 発症急性期（再発時・治療途中）に治療効果を予測するにはT1強調画像脂肪抑制造影を行い，増強があれば炎症はまだ活動性で治療効果が期待されるが，増強がなければすでに視神経萎縮で期待できない．

欧文索引

4 プリズム base-out	128
acute zonal occult outer retinopathy (AZOOR)	90
Add-on 眼内レンズ	50
Amsler chart	76
angiotensin converting enzyme (ACE)	93, 95
AQP4 抗体	132
BHL	96
Blau 症候群	110
CD20	93
CD4／CD8	96
choroidal neovascularization (CNV)	74
Coats 病	58
CT	6, 122
CTRX	22
DCR	2, 8
DM／DD 比	114
epithelial crack line	34
epithelial parasitism	22
ERG 検査	80, 82, 86
Fleischer 輪	38
hyperacute purulent conjunctivitis	22
IFX	105
IL-6	93
IL-10	93
juvenile idiopathic arthritis (JIA)	110
keratectasia	38
KL-6	108
LASIK	38, 48, 112
LRI	48
Malyugin Ring®	42
MAST33	20
M-chart	76
meibum	10
Mooren 潰瘍	36
MPS	27
MRI	6, 122, 132
MRSA 感染	52
MTX	93, 100
NFLD	112, 116
NOD2	110
OCT	60, 131
OCT 検査	82, 83
OCT 断層像	116
pigment epithelial detachment (PED)	74
pripheral anterior chamber depth (PACD)	120
proliferative vitreoretinopathy (PVR)	56, 62
retinal angiomatous proliferation (RAP)	74
retinal arterial macroaneurysm	70
Roth 斑	72
TINU 症候群	108
TNF-α	105
TNO stereo test	128
Toric 眼内レンズ	53
uveal effusion	56
vascular endothelial growth factor (VEGF)	64
Vogt's striae	38
Wegener 肉芽種	36
Worth 4 灯試験	130
YAG レーザー	45

日本語索引

あ行

アカントアメーバ	24
アカントアメーバ角膜炎	30
悪性リンパ腫	94
アスペルギルス	26
アドヒアランス	118
アトピー性皮膚炎	19
アレルギー性鼻炎	17
アレルゲン検索	20
暗順応検査	83
移行期，石橋分類	29
石橋分類	29
——，移行期	29
——，完成期	29
——，初期	29
インフリキシマブ	103
ウイルス性ぶどう膜炎	88
栄養障害性潰瘍	32

液体パーフルオロカーボン	68	患者満足度	49	血清中抗リカバリン抗体	82
炎症細胞	27	完成期，石橋分類	29	結節性浸潤病変	12
円錐角膜	38, 86	関節リウマチ	36, 99	血中濃度	105
円錐角膜疑い	38	眼痛	99, 100	結膜炎	22
黄斑円孔	76	眼内悪性リンパ腫	93	結膜下出血	14
黄斑円孔網膜剝離	60	眼内炎症	62	結膜擦過細胞診	20
黄斑下血腫	70	眼内残留	68	結膜弛緩症	14
黄斑虚血	64	眼内レンズ模型	48	牽引性網膜剝離	76
黄斑硝子体牽引症候群	76	顔面骨	4	健眼遮蔽	128
黄斑部 GCC	116			健眼遮蔽治療	126
黄斑浮腫	64, 70	**き**		原発閉塞隅角緑内障	120
黄斑分離症	60	偽樹枝状角膜炎	34		
大きい乳頭	114	ギムザ染色	28	**こ**	
オーロラ状硝子体混濁	93	キャリア	88	コインリージョン	42
オロパタジン点眼薬	17	球後視神経炎	90	抗 TNF-α 抗体	101
		急性涙嚢炎	2	抗 VEGF 抗体	64
か		強度近視眼	60	抗 VEGF 薬硝子体内注射	74
外転神経麻痺	122	強膜炎	99, 100	抗アクアポリン Aquaporin	
角膜移植	26	偽翼状片	36	（AQP）4 抗体	132
角膜拡張症	38	鋸状縁断裂	52	抗アクアポリン 4 抗体	
角膜形状解析	36	近見立体視	128	陽性視神経炎	132
角膜後面沈着物	44	近視	112, 114	膠原病	100
角膜真菌症	26	近方視トレーニング	49	虹彩後癒着	42
角膜穿孔	40			好酸球	20
角膜搔爬	30	**く**		甲状腺疾患	16
角膜鉄片異物除去	40	隅角検査	120	抗生剤の内服	3
角膜内皮炎	42	クオンティフェロン検査	102	硬性ドルーゼン	78
角膜フリクテン	12	屈折矯正	112	硬性白斑	70, 72
角膜ヘルペス	31	グラム陰性桿菌	24	光線力学的療法	74
花粉性結膜炎	17	グラム染色	28	固視検査	128
加齢黄斑変性	78			固視不良，視野検査	118
眼圧	124	**け**		コルヒチン	105
眼位検査	128	ケア用品	27	コロイデレミア	86, 88
眼炎症発作	104	傾斜乳頭	112		
間欠性外斜視	126	血液眼関門	62	**さ**	
カンジダ	26	血液浄化療法	132	細菌性肝膿瘍	66
間質性腎炎ぶどう膜炎症候群		結核	100, 102	細菌性心内膜炎	72
	108	血管新生緑内障	58	サイトメガロウイルス	42
		血管内皮増殖因子	64	サルコイドーシス	96

し

シールド潰瘍	20
シクロスポリン	18, 105
自己免疫網膜症	82
糸状角膜炎	16
視神経 MRI	90
視神経炎	90, 131
視神経脊髄炎	132
視神経乳頭陥凹拡大	113
自然治癒	2
視野異常	79
視野狭窄	81
弱視	122, 124
若年性特発性関節炎	110
視野検査	86, 116, 118
──，偽陰性	118
──，偽陽性	118
──，信頼性	118
斜視	122, 124
斜視弱視	126
遮閉治療	126
充血	17, 99, 100
周辺前房深度	120
樹枝状角膜炎	32
術後屈折誤差	48
術後惹起乱視	48
腫瘍関連網膜症	82
春季カタル	20
上顎骨	4
小眼球症	56
硝子体手術	62, 64, 66, 70, 76
硝子体注射	66
硝子体内注射	46
硝子体フローサイトメトリー	98
小瞳孔	42
小乳頭	112
サルコイドーシス内眼炎	97, 98
3者併用療法	29
上皮寄生	22
上輪部角結膜炎	16
初期，石橋分類	29
シリコンオイルタンポナーデ	62
視力低下	79
神経線維層欠損	112
滲出型加齢黄斑変性	74
滲出性網膜剝離	58

す

皺壁部裂孔	52
ステロイド	101
ステロイド眼軟膏	100
ステロイド点眼	26, 100
ステロイドパルス治療	131
ステロイドレスポンダー	18

せ

性染色体劣性遺伝	88
生物学的製剤	101, 105
セフトリアキソン	22
遷延性上皮欠損	32
前眼部光干渉断層法	38
先天鼻涙管閉塞症	2
前囊下混濁	53
前囊収縮	45
前房水 PCR	42
前房水漏出	40
前房蓄膿	104
前房内	27

そ

早期頭蓋癒合	2
増殖性硝子体網膜症	56, 62
増殖膜	62
続発緑内障	120
ソフトコンタクトレンズ	38

た行

多局所 ERG	90
タクロリムス点眼	20
多焦点眼内レンズ	49
他の合併症	4
多目的溶剤	27
地図状角膜炎	32
中和抗体	105
超急性化膿性結膜炎	22
調節麻痺薬	126
チン小帯脆弱	53
チン小帯断裂	42, 53
通水検査	6
通年性アレルギー性結膜炎	18
ツベルクリン反応	97
ツベルクリン皮内テスト	102
低眼圧	56
鉄片異物	40
テノン囊下注射	45, 46, 97
テリエン角膜辺縁変性	36
点眼治療	14
テント状 PAS	95
頭部 MRI	90, 122
ドライアイ	14, 16, 34
ドルーゼン	78

な行

内因性眼内炎	66
内境界膜下出血	70
内斜視	122
内皮型拒絶反応	42
軟性ドルーゼン	78
軟性白斑	72
難治性結膜炎	6
2週間頻回交換レンズ	27

乳頭陥凹	114	フルオレセイン染色所見	14	網膜自己抗体	82
乳頭サイズ	114	フルオロメトロン点眼薬	17	網膜障害	68
尿中β2-マイクログロブリン	108	プロービング	2, 4	網膜硝子体界面症候群	76
脳腫瘍	122	ベーチェット病	104, 105	網膜静脈分枝閉塞症	64
膿漏眼	22	ベール状硝子体混濁	93	網膜の復位	62
ノッチ	116	ベタメタゾン点眼薬	17, 108	網膜剥離	52, 56
		ベバシズマブ	58, 64	網膜変性	80
		変視	76	毛様体上皮剥離	52
				毛様体扁平部裂孔	52

は行

パーカーインク KOH 法	28, 30
ハードコンタクトレンズ	38
パーフルオロカーボン除去手術	68
肺門部リンパ節腫脹	96
白色瞳孔	58
白血病	72
発達緑内障	124
パパニコロウ染色	28
ヒアリン様物質	78
非乾酪性肉芽腫	95
微小斜視	126, 128
非フリクテン性角膜上皮症	12
表層角膜移植術	36
病巣部の掻爬	29
鼻涙管形成不全	4
貧血	72
貧血網膜症	72
フィブロネクチン点眼	34
風疹抗体価	86
風疹網膜症	86
フェキソフェナジン	18
副腎皮質ステロイド	99
フザリウム	26
不同視弱視	128
ぶどう膜炎	56, 66
フルオ消失試験	2
フルオレセイン蛍光眼底造影検査	80, 87

ま

マイボーム腺炎	12
マイボーム腺炎性角膜上皮症	12
マイボーム腺閉塞	10
慢性涙嚢炎	6

み・む・め

脈絡膜新生血管	74, 78, 86
脈絡膜剥離	56
無栄養寒天培地	28
ムコスタ点眼	34
メトトレキサート	93
免疫抑制点眼薬	18
免疫抑制薬	101, 132

も

網膜異常対応	130
網膜下出血	70
網膜下腫瘍	94
網膜下膿瘍	66
網膜下迷入	68
網膜灌流障害	116
網膜虚血後	116
網膜血管腫状増殖	74
網膜細動脈瘤	70
網膜色素上皮剥離	74, 78
網膜色素線条	86
網膜色素変性	80, 82, 83, 84, 86

や行

夜盲	81
羊歯状蛍光漏出	104

ら行

リサミングリーン染色	16
立体視検査	128
流涙症状	14
両眼視機能検査	126
緑内障	80, 112, 117, 124
緑膿菌	24
淋菌性結膜炎	22
輪状膿瘍	24
涙液メニスカス	6
涙管チューブ挿入術	8
涙道シンチグラフィー	7
涙道造影	7
涙道内視鏡下	3
涙嚢摘出	7
涙嚢鼻腔吻合術	2, 4, 8
涙嚢マッサージ	2
レーザー光凝固術	58
レーザー網膜光凝固術	64
裂孔原性網膜剥離	56, 62
ロート斑	72

Q&A 眼科診療のピットフォール

2013 年 11 月 5 日　第 1 版第 1 刷発行

監　　修	下村嘉一　Shimomura Yoshikazu
編　　集	松本長太　Matsumoto Chota
発 行 者	市井輝和
発 行 所	株式会社金芳堂
	〒 606-8425 京都市左京区鹿ヶ谷西寺ノ前町34番地
	振替　01030-1-15605
	電話　075-751-1111（代）
	http://www.kinpodo-pub.co.jp/
組　　版	株式会社データボックス
印　　刷	株式会社サンエムカラー
製　　本	新日本製本株式会社

© 下村嘉一，松本長太，2013
落丁・乱丁本は直接小社へお送りください．お取替え致します．

Printed in Japan
ISBN978-4-7653-1584-5

JCOPY <（社）出版者著作権管理機構　委託出版物>

本書の無断複写は著作権法上での例外を除き禁じられています．複写される場合は，その都度事前に，（社）出版者著作権管理機構（電話 03-3513-6969，FAX 03-3513-6979，e-mail: info@jcopy.or.jp）の許諾を得てください．

●本書のコピー，スキャン，デジタル化等の無断複製は著作権法上での例外を除き禁じられています．本書を代行業者等の第三者に依頼してスキャンやデジタル化することは，たとえ個人や家庭内の利用でも著作権法違反です．

Q&A 耳鼻科診療のピットフォール

監修 市村恵一／編著 井口郁雄・江草憲太郎

日常外来でよく見る症例の中から「見逃しやすい症例」「注意すべき症例」「何をしてよいかわからない例」を拾い上げ，Q&A方式で解説．症例は，耳・鼻・咽頭・喉頭・頭頸部・その他の6つの部位に分類し50症例を挙げた．日常診療の中の盲点をついており，ピットフォールとその対処法をクイズ感覚で読むと面白い．若手からベテランまで，耳鼻咽喉科医はもとより他科の医師まで幅広く活用してほしい一冊！

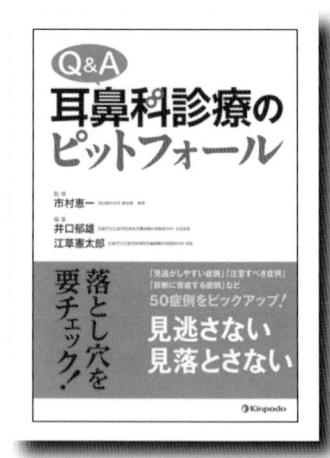

B5判・146頁　定価 **6,090円**（本体5,800円＋税5％）
ISBN978-4-7653-1526-5

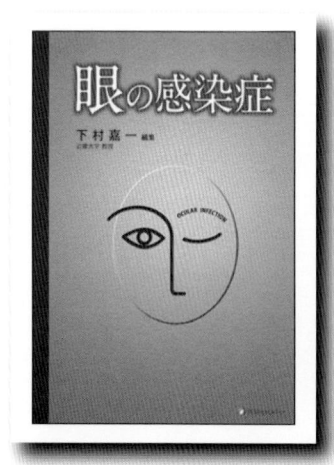

眼の感染症

編集　下村嘉一

眼の感染症のすべてがわかるスタンダードな書．総説で眼感染症の特殊性を概説し，各論では，病原体の構造・分類，検査を記述，つづいてその病原体が引き起こす各疾患の病因，病態，臨床所見，診断と治療，予防，疫学などを解説した．眼感染症の知識と日常診療でマスターしておきたい最新の情報が満載されている．

B5判・280頁　定価 **12,600円**（本体12,000円＋税5％）
ISBN978-4-7653-1459-6

金芳堂　刊